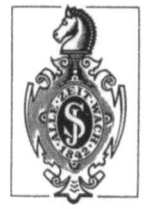

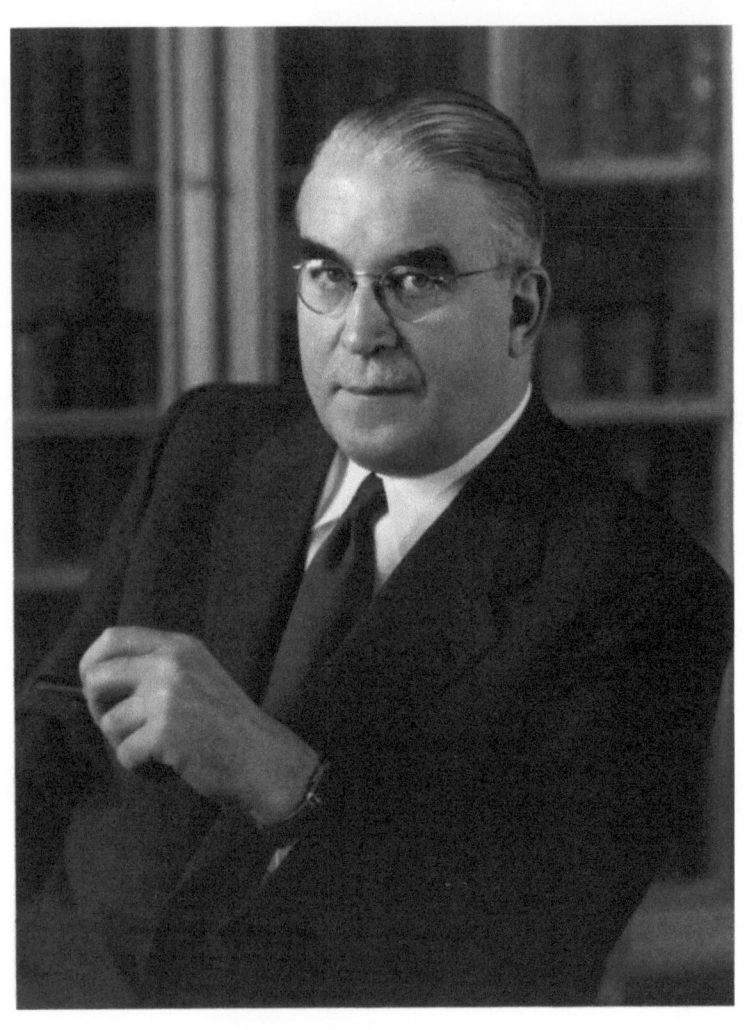

Jahre der Entwicklung
der Neurochirurgie in Deutschland

# Erinnerungen

# Wilhelm Tönnis
# 1898–1978

Bearbeitet und ergänzt von
Klaus-Joachim Zülch

Springer-Verlag
Berlin Heidelberg New York Tokyo 1984

Professor Dr. Dr. h.c. Klaus-Joachim Zülch
Max-Planck-Institut für neurologische Forschung
5000 Köln 91 (Merheim)

Mit 5 Abbildungen

ISBN 978-3-540-13805-1    ISBN 978-3-662-00840-9 (eBook)
DOI 10.1007/978-3-662-00840-9

CIP-Kurztitelaufnahme der Deutschen Bibliothek

Tönnis, Wilhelm:
Jahre der Entwicklung der Neurochirurgie in Deutschland: Erinnerungen /
Wilhelm Tönnis / Bearb. u. erg. von Klaus-Joachim Zülch. –
Berlin; Heidelberg; New York; Tokyo: Springer, 1984.

NE: Zülch, Klaus J. [Bearb.]

Das Werk ist urheberrechtlich geschützt. Die dadurch begründeten Rechte, insbesondere die der Übersetzung, des Nachdruckes, der Entnahme von Abbildungen, der Funksendung, der Wiedergabe auf photomechanischem oder ähnlichem Wege und der Speicherung in Datenverarbeitungsanlagen bleiben auch bei nur auszugsweiser Verwertung, vorbehalten.
Die Vergütungsansprüche des § 54, Abs. 2 UrhG werden durch die ‚Verwertungsgesellschaft Wort', München, wahrgenommen.

© by Springer-Verlag Berlin Heidelberg 1984

2120-3130/543210

# VORWORT

Wilhelm Tönnis hatte am Ende seines Lebens vor, die Geschichte der deutschen Neurochirurgie an seinem Lebensbericht darzustellen. Er hat jedoch leider nur einen Torso, d.h. einzelne Kapitel hinterlassen können. Zu früh nahm ihm der Tod die Feder aus der Hand. Seine Freunde hielten es aber für wichtig, diese Berichte für die deutsche Neurochirurgie zu erhalten.

Als Dr. Dr. h.c. mult. Heinz Götze sich bereit erklärt hatte, diesen Bericht in überarbeiteter Form im Springer-Verlag drucken zu lassen, habe ich diese Aufgabe übernommen. Mir schien es aber wichtig, zwischen den oft nur bruchstückhaften Erinnerungen kurze Sachdarstellungen zu setzen, die den geschichtlichen Zusammenhang besser verständlich machen, in dem diese Einzelstücke stehen. Sie sind durch ein „Z" und Kursiv-Druck gekennzeichnet.

Ich glaube, diese Aufgabe übernehmen zu können, da ich einen großen Teil meines Lebens mit Wilhelm Tönnis − oder in seiner Nähe − verbracht habe. Ich hoffe, daß das − wenn auch bruchstückhafte − Ergebnis die Geschichte der deutschen Neurochirurgie lebendig erhalten kann. Ich erwähne hier dankbar die Hilfe durch Frau Herma Tönnis.

An vielen Stellen habe ich Arbeiten aus der Literatur zitiert, damit bestimmte Angaben oder Anschauungen erweitert im Original nachgelesen werden können.

Sicher ist dies keine *vollständige* Geschichte der deutschen Neurochirurgie geworden, doch hoffe ich, daß das Wirken von Wilhelm Tönnis für das Werden der deutschen

Neurochirurgie — deren Schöpfer er ja letzten Endes war — im Gedächtnis der folgenden Generationen erhalten bleibt.

Frau M. Göldner schulde ich Dank für ihre Hilfe bei der redaktionellen Arbeit, Herrn Dr. Dr. h. c. mult. H. Götze und dem Springer-Verlag für Aufmachung und Druck dieses Buches.

Köln, im Mai 1984                                Klaus-Joachim Zülch

# INHALTSVERZEICHNIS

Einleitung . . . . . . . . . . . . . . . . . . . . . . . 1

I Jugend – Schule – Studium – Ausbildung . . . 3

II Geschichtliche Entwicklung der operativen Behandlung von Schädel-Hirn-Erkrankungen . . . 15

III Der Stand der Neurochirurgie in Deutschland zu Beginn des 20. Jahrhunderts . . . . . . . . . . . 19

IV Widerstände bei Chirurgen und Neurologen gegen die Entwicklung einer eigenen Neurochirurgie in Deutschland . . . . . . . . . . . . 23

V Das Zentralblatt für Neurochirurgie . . . . . . . 29

VI Berufung nach Berlin . . . . . . . . . . . . . . 35

VII Kriegseinsatz . . . . . . . . . . . . . . . . . . . 43

VIII Die Organisation der neurochirurgischen Versorgung der Hirnverletzten im Heimatgebiet . . 47

IX Die Sanitätsbereitschaft (motorisiert) . . . . . . 51

X Der Feldzug in Rußland . . . . . . . . . . . . . 55

XI Ein Alltag bei der Arbeit . . . . . . . . . . . . 59

XII Die Forschungsstelle für Hirn-, Rückenmarks- und Nervenverletzungen . . . . . . . . . . . . 61

XIII Der Bombenkrieg in Deutschland . . . . . . . . 65

| | | |
|---|---|---|
| XIV | Besetzung durch die Amerikaner | 67 |
| XV | Die Rückkehr ins Krankenhausleben | 69 |
| XVI | Das Knappschafts-Krankenhaus in Bochum-Langendreer | 71 |
| XVII | Die Berufung nach Köln | 77 |
| XVIII | Akademische Ämter an der Universität zu Köln | 85 |
| XIX | Die Errichtung einer zweiten Abteilung des Max-Planck-Institutes für Hirnforschung | 89 |
| XX | Die Entstehung weiterer Abteilungen für Neurochirurgie in Deutschland | 97 |
| XXI | Auslandsbeziehungen | 103 |
| XXII | Schlußwort | 107 |
| | Ehrungen | 109 |
| | Wichtigste Veröffentlichungen | 111 |
| | Nachtrag – von K. J. Zülch | 115 |

# EINLEITUNG

Es ist nicht meine Absicht, in diesem Buch Lebenserinnerungen zu schreiben. Vieles habe ich in gleicher Weise erlebt wie meine Altersgenossen, manches Persönliche ähnelt sich in allen Lebensläufen. Vielleicht wird es aber doch einmal interessant werden, Einzelheiten über die Jahre der Entwicklung der Neurochirurgie in Deutschland zu erfahren, der ich mein ganzes Leben gewidmet habe. Auch die Jüngeren, die unser Fachgebiet und seine Abgrenzung gegenüber anderen Disziplinen heute als etwas Selbstverständliches ansehen, werden mehr von der Geschichte dieses Werdens wissen wollen. Deshalb will ich im folgenden über die Entwicklung unseres Fachgebietes berichten, aus Briefwechsel, aus Aufzeichnungen und aus der Erinnerung. Persönliches will ich nur dort erwähnen, wo es der Entwicklung der Neurochirurgie galt oder für das Verständnis dieses Werdens wichtig erschien.

# I

## JUGEND – SCHULE – STUDIUM – AUSBILDUNG

Schon seit dem 16. Jahrhundert lebte meine Familie auf einem Hof etwa 10 km westlich von Dortmund. Dieser lag in einer Landschaft von Bauerngemeinschaften, die sich aus selbständigen Einzelhöfen zusammensetzten. Sie hatten ihre Selbständigkeit gegen alle Herrschaftsansprüche anderer verteidigen können. Einer meiner Brüder leitete das väterliche Gut, der andere studierte Chemie bei dem Chemiker Prof. Windaus in Göttingen.

Zwei Ereignisse beschatteten meine sonst in jeder Beziehung glückliche Jugend: der frühe Tod meiner Mutter in meinem 10. Lebensjahr und die allmähliche Erblindung meines Vaters. Zwar war man durch die Jahrhunderte selbstverständlich Bauer gewesen. Doch mein Vater hatte schon studieren wollen, war aber durch sein Augenleiden daran gehindert worden. Seine großen naturwissenschaftlichen Kenntnisse kamen von seinen Söhnen. So blieb er aufgeschlossen gegenüber allen neuen Entwicklungen. Ich hatte das Glück, in den naturwissenschaftlichen Fächern auf der Volksschule und auf dem Realgymnasium in Dortmund besonders gute Lehrer zu haben. Das war für die Wahl meines Berufes später sicher nicht ohne Bedeutung.

Die beiden ersten Jahre des ersten Weltkrieges half ich mit meinem Bruder meinem erblindeten Vater in der Leitung des Hofes. Erst 1916 kam ich mit 18 Jahren als Feldartillerist an die Westfront: Verdun, Somme, Flandern, Champagne, und die Offensiven 1918 waren die großen Erlebnisse, die nicht ohne nachhaltigen Eindruck blieben.

Das Kriegsende traf mich persönlich besonders: Noch am 8. November 1918 erhielt ich in Belgien einen Oberschenkel-Durchschuß. Ich hatte das Unglück, im Lazarettzug, der uns in die Heimat befördern sollte, zwei große Eisenbahn-Unglücke mitzuerleben, die dadurch entstanden, daß dem Lazarettzug ein Munitionswagen angehängt war, der dann explodierte. Ich erlitt neben meinem Oberschenkel-Durchschuß nun auch noch eine Hirnerschütterung mit einer Bewußtlosigkeit über 1½ Tage und eine erhebliche Wirbelsäulenverletzung.

1919 erst konnte ich in Marburg das Medizinstudium beginnen, mußte aber wegen der nach der Hirnerschütterung noch verbliebenen Konzentrationsschwäche das Studium für 5 Monate unterbrechen. Das Physikum machte ich 1920 in Marburg; 1922/23 bestand ich in Hamburg das Staatsexamen. Als Praktikant habe ich nur kurze Zeit in der Chirurgie und inneren Medizin gearbeitet.

Dann kam die für den jungen Mediziner natürliche Frage, was sollte jetzt weiter werden? Die innere Medizin hatte mir während des Studiums wegen ihres Problemreichtums am nächsten gelegen. Als jedoch die Entscheidung drängte, kam in mir der „westfälische Bauer" mit seinem Bedürfnis nach praktischer Betätigung zum Vorschein: Ich merkte, ich mußte zur Chirurgie! Ich habe deshalb meine Praktikantenzeit besonders zur internistischen Weiterbildung benutzt. In der Klinik von Prof. Brauer am Eppendorfer Universitäts-Krankenhaus konnte ich neben internistischen Fragen auch besonders die Kollapstherapie der Lungen kennenlernen. Von besonderem Einfluß war meine weitere Tätigkeit im Physiologischen Institut und schließlich auch im Anatomischen Institut Hamburg-Eppendorf als Vorbereitung für die spätere chirurgische Laufbahn.

Wie jeder junge Mensch wollte ich natürlich gerne eine weitere Ausbildung an der Universität anstreben. Dazu mußte ich wissen, welche Vorbildung von den Chirurgen an den Kliniken besonders gewünscht wurde: es war damals noch die pathologische Anatomie. Ich hatte aber schon als junger Mensch den Eindruck, daß die Vormachtstellung der Morphologie überholt sei. So ging ich in Eppendorf in die Physiologie und danach in die allgemeine Anatomie, und schließlich zu Kristeller nach Berlin in die Pathologische Anatomie, um dort die Technik der großen histologischen Schnitte an Organen kennenzulernen.

Der Hamburger Physiologe Kestner war mir als Lehrer und Mensch sehr zugetan. Er arbeitete vorwiegend über Probleme der Verdauungsphysiologie. Das schien mir eine gute Vorbereitung für die Chirurgie, besonders wegen der vielen notwendigen Eingriffe am Darm. Während dieser meiner Arbeit am Physiologischen Institut habe ich 5 große Serien von Fistelhunden gemacht und publizieren können. Kestner ließ uns aber nicht nur den von ihm gestellten Aufgaben, sondern auch eigenen Problemen nachgehen und unterstützte uns sehr dabei.

Eines Tages kam mir der Gedanke, auch am Herzen zu operieren. Mich interessierten besonders die möglichen Eingriffe an den Herzklappen bei Herzfehlern. Mit Hilfe von zwei Famuli, die mich rührend unterstützten, bauten wir eine Pumpe für den extrakorporalen Kreislauf und konnten so beim Hund die Ventrikel eröffnen und an den Klappen operieren. Dann kam jedoch die Katastrophe: kein Hund überlebte mehr als 72 Stunden. Es fehlten uns damals die gerinnungshemmenden Mittel, die später diese Art der operativen Therapie möglich machten. Wahrscheinlich wäre ich sonst Herzchirurg und nicht Hirnchirurg geworden!

Zu dieser Zeit bewegte mich aber schon die Frage: was wird denn aus deiner weiteren chirurgischen Ausbildung? Eine Assistentenstellung an einer Universitätsklinik zu bekommen, schien damals praktisch unmöglich. Ich habe deshalb einfach die Sonderdrucke meiner physiologischen Arbeiten an eine Reihe von Ordinarien geschickt mit der Frage, ob eine spätere Ausbildung dort möglich sei. Kurze Zeit später bekam ich tatsächlich 5 Angebote und ging daraufhin 1925 zu Prof. Schmieden nach Frankfurt.

Hier in Frankfurt erlebte ich bei der ersten allgemeinchirurgischen Ausbildung eine herrliche Zeit. Schon bald wurde ich zweiter Privat-Assistent. Wir waren damals alle beeindruckt und begeistert über Schmiedens operative Arbeit und vor allem bewunderten wir seine Technik. Allerdings gab es keine Aussicht, an der Klinik weiterzukommen, freie Stellen waren nicht vorhanden. Deshalb ging ich am 1. 5. 1926 zu Geheimrat König nach Würzburg, wo ich eine Assistentenstelle bekam.

Hier gab es aber gleich Probleme mit meinen weiteren wissenschaftlichen Interessen und Arbeiten. Mit Veröffentlichungen über Darmpathophysiologie konnte ich hier nicht ankommen. König hatte für die Chirurgie die Bedeutung der physikalischen Chemie entdeckt und seine ersten Assistenten in diesem Fach bereits bei Prof. Schade in Kiel ausbilden lassen. Deshalb mußte ich mein Habilitations-Thema auch diesem Interessen-Gebiet anpassen. Ich fand als Kompromiß-Thema das der „postoperativen Azidose". Die Frage hieß dabei besonders: woher kommt sie? Ich konnte damals (bei 56 Kniegelenks-Resektionen bei Hunden!) nachweisen, daß sie erst nach 16 Stunden in der Vena femoralis vorhanden war. Immerhin hatte ich bei meinem Habilitations-Vortrag am 27. November 1929 mehr Glück, ich durfte allgemeiner, nämlich über die „Dickdarmchirurgie" sprechen.

Nun war ich Dozent für Chirurgie, und es stellte sich die Frage nach einer weiteren Spezialisierung in diesem Fach. Meine inneren Wünsche gingen inzwischen in eine ganz andere Richtung, nämlich zu der jung aufstrebenden Neurochirurgie.

So trug ich 1929/30 Prof. König den Wunsch vor, mich zu diesem Fach ausbilden zu lassen. König stimmte sofort zu, da Deutschland auf diesem Gebiet noch sehr zurückgeblieben sei; er schrieb gleich an Harvey Cushing nach Boston und fragte an, ob er mich zur Ausbildung an seiner Klinik aufnehmen würde. Cushing antwortete positiv und schlug vor, sich um ein Rockefeller-Stipendium zu bemühen, da er keine bezahlten Stellen zur Verfügung hätte. Er verlangte allerdings eine Ausbildung von einem Jahr. Das erschien Prof. König zu lang, er war aber einverstanden mit einem ½jährigen Stipendium in Europa. Dafür schien ihm Olivecrona in Stockholm am geeignetsten. Dieser war gerade durch seine Arbeiten und Vorträge auf den deutschen Chirurgen-Kongressen bekannt geworden.

Olivecrona antwortete auf den Brief von König sofort, daß

er gerne einverstanden wäre, aber zwei Bedingungen stellen müsse: 1. solle der Gast die schwedische Sprache genügend beherrschen, um Krankengeschichten schreiben zu können, 2. müsse er gewisse neurologische Vorkenntnisse haben, um eine selbständige Diagnose stellen zu können. Er schlug einen Beginn der Ausbildung am 1. April 1932 vor, fügte aber hinzu, er hoffe mich vorher auf dem deutschen Chirurgen-Kongreß auch persönlich kennenlernen zu können.

Nach Genehmigung des Rockefeller-Stipendiums arbeitete ich dem Wunsche Olivecronas entsprechend ein halbes Jahr in der neurologischen Klinik Hamburg-Eppendorf bei Nonne und Pette und bemühte mich außerdem, die schwedische Sprache zu lernen. Anfang April 1932 war es so weit, und ich fuhr nach Stockholm. Dort holte mich Olivecrona persönlich am Bahnhof ab, und wir fuhren sogleich zum Serafimerlazarett in die Klinik. Es war für diesen Tag eine Tumor-Operation vorgesehen, die Ventrikulographie war schon gemacht. Dabei wurden die Aufnahmen von dem ausgezeichneten Röntgenologen Lysholm angefertigt, der nicht nur ein großer Fachmann war, sondern auch ein liebenswürdiger Kollege. Gerade von ihm habe ich viel lernen können.

Bei der nun folgenden Trepanation des präzentralen Tumors fand sich ein inoperables Gliom, das daher nur teilweise entfernt werden konnte. Dauer der Operation: 6 Stunden. Ich durfte dabei gleich assistieren. Die Lunchzeit war am Ende der Operation bereits vorüber, und so ging ich anschließend auf mein Zimmer, um den Koffer auszupacken. Ich war gerade auf dem Wege ins Kasino des Krankenhauses, um noch eine Kleinigkeit zu essen, als ich in den Operationssaal gerufen wurde, wo die Re-Operation des noch nicht aufgewachten Patienten in Vorbereitung war: es fand sich eine Nachblutung und ein erhebliches Hirnödem. Die Blutung wurde ausgeräumt, der Knochendeckel herausgenommen. Gott sei Dank genas der Patient! Das war also mein erster Tag in Stockholm. – Überraschend schnell wurde ich mit den Schwierigkeiten fertig, die einem jungen Neurochirurgen entgegentraten. Ich habe über die weiteren Erlebnisse Professor König in zwei Briefen berichten können: . . . „Freitag ist nun Olivecrona glücklich in Urlaub zur Schneehuhnjagd gefahren. Die letzte Woche war besonders stramm, alle angemeldeten Tumoren mußten noch fertig operiert werden, an 5 Tagen haben wir zwei Tumoren am Tag operiert. Dazu kamen in den letzten Tagen noch allerlei kleinere Eingriffe; dann konnten wir aufatmen. Natürlich ist auch jetzt auf der Abteilung noch eine Menge zu tun, es sind ja alles Frischoperierte. Es liegen noch 7 Patienten ein, alle mit extirpierten Tumoren: Hypophysentumoren, Gliome, Meningeome, Ventrikeltumoren!

Es war sicher eine anstrengende Zeit, aber die Art, wie Olivecrona mich hier in die Assistentenschaft eingereiht hatte, scheint mir die einzig richtige, um sich in dieses äußerst schwierige und uns Deutschen doch noch recht unbekannte Gebiet einzuarbeiten. Ich merkte deutlich, daß Olivecrona für mich etwas mehr sorgte als für die anderen, die ja alle jünger waren. Bei Operationen, die schwer zu überblicken waren, ermöglichten mir die anderen immer einen günstigen Platz. Diese echte Kameradschaft unter Kollegen wird mir lange im Gedächtnis bleiben. Als „einsamer Ausländer" hat mir dieser feine und so verständnisvolle Ton unter den Kollegen den Aufenthalt an der Klinik sehr erleichtert.

Sollte ich heute schon einen Unterschied zwischen der Hirnchirurgie in Deutschland und in Schweden schildern, so würde das leicht eine Kritik herausfordern, in der man nur mißverstanden werden kann. Aber hier können nur einige nackte Tatsachen sprechen: Bei der letzten Statistik hat Olivecrona vor der Schwedischen Ärztegesellschaft eine Fehlerquote von nur 4% (!) für die topographische Diagnostik angegeben. In 96% war also die Lokalisation des Tumors bei der Operation richtig gewesen. Die primäre Operationsmortalität betrug während dieses Jahres etwa 10%, die Dauerheilung nach Radikaloperation war für *alle* Hirntumoren *zusammengenommen* besser als die z. B. für das Magencarcinom. Ja selbst die „Heilungs"-Ziffern bei gutartigen Gliomen standen noch besser als die beim Magencarcinom. Die Meningeome erreichten zu etwas über 70% volle Arbeitsfähigkeit, ein Ergebnis, das sich sicher noch wird verbessern lassen.

Das sind Tatsachen, die allein für sich sprechen und die – entgegen allen Behauptungen in Deutschland – nur auf die besseren diagnostischen und therapeutischen Methoden der amerikanischen neurochirurgischen Schule unter der Führung von Cushing zurückzuführen sind.

Das Wesentlichste scheint mir aber nach den Erfahrungen dieser Wochen, daß der Chirurg voll verantwortlich auch für die Diagnose sein muß. Er muß sie *selbst* stellen können, wie das heute alle bekannten Hirnchirurgen tun. Nur er allein ist dazu auch in der Lage. Die Diagnostik hier an der Klinik geht andere Wege als die des Neurologen, aber sie ist die erfolgreichere. Dazu kommt, daß wir in den meisten Fällen ja nicht nur den *Sitz*, sondern auch die *Art* des Tumors schon vorher diagnostizieren können. Dazu gehört natürlich eine große Erfahrung, die man erst in langer Zeit der operativen Tätigkeit erlernt.

Ein weiterer Punkt ist die chirurgische Technik, vor allem die Blutstillung, von der ja alles abhängt; diese bedingt dann allerdings auch die lange Dauer mancher Operation. Eine der wichtigsten Voraussetzungen ist schließlich die Organisation der Überwachung des Patienten *nach* der Operation.

Alle diese Forderungen zu erfüllen ist nur möglich bei einer örtlichen Konzentrierung der Gehirnchirurgie. Die ist das Problem, das in Deutschland bisher nicht hat gelöst werden können, weshalb wir, die wir auch auf diesem Gebiet der Hirnchirurgie einmal eine Zeitlang führend waren, nunmehr weit ins Hintertreffen gekommen sind. In den Nachbarländern sind schon „echte" Hirnchirurgen am Werk, meist sind es Schüler Cushings. Durch die vielen Gäste, die in den Sommermonaten bei Olivecrona waren, habe ich ein recht gutes Bild der augenblicklichen Lage in Europa gewonnen. – Meinen weiteren Aufenthalt möchte ich doch auf 7 Monate erweitern, um meine Ausbildung noch zu vertiefen..."

Während dieser Zeit hatte ich mit Prof. König weiteren Kontakt über die Entwicklung in Deutschland genommen.
„Es wird darauf ankommen" – so schrieb ich – „die heutigen Verhältnisse in Deutschland neu zu ordnen, und zwar eine Zusammenarbeit mit den Neurologen, Psychiatern, mit den Augen- und Ohrenärzten, mit den Kinderklinikern und mit den Internisten zu erreichen. Bei ihnen liegt ja die Masse der Patienten mit Hirntumoren, die nicht diagnostiziert und ope-

riert wird. Eine persönliche Fühlungnahme mit diesen Kliniken scheint mir unumgänglich notwendig.

Ein zweiter, nicht unwichtiger Teil ist ein Vorstoß in die Welt der praktischen Ärzte, den man allerdings besser gemeinsam mit den Internisten bzw. Neurologen unternehmen sollte. Zunächst müßte der so lähmende Pessimismus gegenüber der Welt des ‚Hirntumors' und des Könnens der Hirnchirurgen beseitigt werden. Wahrscheinlich kann man das am besten durch einen Bericht mit Statistik des heute hier schon Möglichen erreichen. Wir müßten alle Praktiker einladen und dann eine Serie von Vorträgen zur Aufklärung über die diagnostischen Möglichkeiten für die Neurologen, Psychiater, Kinder-, Augen- und Ohrenkliniker halten..."

„... Dies kann ich Ihnen" – so schrieb ich –, „verehrter Professor König, von vornherein beruhigend sagen: besondere finanzielle Ausgaben wird die Gehirnchirurgie nicht erfordern. Die unbedingt notwendigen Instrumente werden den Kliniks-Haushalt nicht groß belasten. Ich glaube, es werden sich unserer ‚Gehirnchirurgie in Würzburg' keine unüberwindlichen Schwierigkeiten entgegenstellen..."

Als ich dann Ende Oktober 1932 nach Würzburg zurückkehrte, kam es zur entscheidenden Aussprache mit Prof. König. Bei der damaligen Situation in Deutschland mußte sich das Thema von selbst stellen: Wer soll denn nun in Zukunft die Neurochirurgie in Würzburg machen? König hatte sich gedacht, daß er selbst unter Ausnutzung des von mir bei Olivecrona Gelernten operieren würde. Erst nach einer sehr eindringlichen Diskussion verzichtete er darauf.

In einem Schreiben an Olivecrona hat er dann seine Gedanken zu dem Beginn meiner Tätigkeit geschildert: „... Tönnis hat mit großem Ernst und Arbeitsfreudigkeit die ihm wundervoll gebotene Gelegenheit genutzt, um Ihre Art der Neurochirurgie sich zu Eigen zu machen. Ich hoffe, auch Sie haben Ihre Freude an dem Schüler gehabt, der – wie ich ihn kenne – Ihnen sein ganzes Leben lang die Treue bewahren wird. Wenn er mir gesagt hat, der Aufenthalt in Schweden sei für ihn ein einziges großes Erlebnis gewesen, so liegt darin alles enthalten, was sich sagen läßt. Aber auch für mich ist das, was ich allmählich seinen Schilderungen entnehme, zum Erleben geworden. Ich habe erkannt, daß diese Art von Hirnchirurgie etwas in sich so Abgeschlossenes ist, den Geist so sehr in neue Bahnen zwingt, außerdem die Arbeit des Operateurs vor, während und nach der Operation derart in Anspruch nimmt, daß der Chef des Hauses, der ja doch unendlich viel anderes zu tun hat, dafür schon zeitlich gar nicht mehr verfügbar ist. Es ist ja auch gar nicht möglich, daß ich mich in dieses Gebiet hineinarbeiten könnte. Deshalb ist mir ganz klargeworden, daß nur dann eine grundsätzliche Änderung der Gehirnchirurgie bei uns eintreten wird, wenn Dr. Tönnis sie selbständig in die Hand nehmen und in der von Ihnen gelernten Art weiter fortführen kann. Diesen Umschwung habe ich, wie Sie jetzt wissen, bewußt vollzogen. Ich habe jetzt – da ich 67 Jahre bin – auf das Ende meiner Tätigkeit auf dem Gebiet der Hirnchirurgie verzichtet. Ich habe das auch in einer Versammlung des Ärztlichen Bezirksvereins klar verkündet und anscheinend ist diese Nachricht auf fruchtbaren Boden gefallen: der Zugang an hirnchirurgischen Patienten ist erstaunlich, gerade in dieser Zeit. Dr. T. arbeitet übrigens sehr vorsichtig und ich habe ihm dies auch meinerseits eindringlich empfohlen. Er wird, wie ich zu meiner Freude merke, von meinen übrigen Assistenten – eingeschlossen die Oberärzte – sehr unterstützt, ebenso von Schwestern und Wärtern.

Für mich würde die große Befriedigung darin liegen, wenn Würzburg eine der ersten deutschen Kliniken sein würde, in der die neuzeitliche Gehirnchirurgie, dank Ihres Entgegenkommens, eine bessere Ära dieses schwierigen Gebietes herbeiführte..."

Die Abteilung wurde nach meiner Rückkehr von Stockholm im November 1932 eingerichtet. Die Vorstellung von operierten Kranken, Vorträge in den Ärztevereinen der Umgebung, Referate vor den wissenschaftlichen Gesellschaften machten die Abteilung und ihre Leistungen bekannt. Die Zuweisung von auswärtigen Kranken nahm daraufhin rapide zu. Ein kleiner Bericht über diese Einzelheiten mag diese schwierige Zeit schildern.

„Als ich im Herbst 1932 nach Würzburg zurückkam, hatte ich festgestellt, daß es in Würzburg anscheinend gar keine Patienten mit Hirntumoren gab. Da kam ich auf den folgenden Gedanken: ich fand unter den alten Krankengeschichten 10 Fälle, die vor längerer Zeit nur mit einer Entlastungsoperation behandelt worden waren, aber noch lebten. Es mußten also alles gutartige Tumoren gewesen sein. Ich bestellte sie mir ein und operierte sie. Nur einer ist gestorben. Bei der Tagung der Gesellschaft deutscher Psychiater und Neurologen unter dem Vorsitz von Prof. Bonnhoefer bat ich um 5 Minuten Zeit für eine Diskussion. Ich ließ dann meine Patienten im Gänsemarsch einmarschieren, jeder hatte seinen Tumor in der linken Hand! Das hatte von den 450 Zuhörern wohl noch nie einer gesehen! Damit war für uns in Würzburg der Bestand der Abteilung eindeutig gesichert."

Allerdings kamen bald die ersten Schwierigkeiten. Bisher wurden die Operationen mit Volontären ohne jede chirurgische Vorbildung und während der Urlaubsmonate im Sommer 1933 sogar mit Studenten ausgeführt. Assistentenstellen waren für die neue Abteilung nicht vorgesehen. Zwei Assistenten, die sich neurochirurgisch ausbilden lassen wollten, mußten, soweit das möglich war, aus Privateinkünften der Abteilung bezahlt werden, ebenso die Schreibkraft. Für alle Anschaffungen an Büchern, Demonstrations- und Bildmaterial für Veröffentlichungen stand der Abteilung ein Sonderfonds nicht zur Verfügung, während die histologischen Arbeiten umsonst im Hirnanatomischen Laboratorium der Psychiatrischen Klinik München durch Prof. Hugo Spatz ausgeführt wurden. Hier war also gut für uns gesorgt. Schließlich fehlte, da nur 2 Schwestern und eine dritte aushilfsweise zur Pflege zur Verfügung standen, den operierten Kranken durchweg die notwendige Betreuung, die derart schwere Fälle nun einmal beanspruchen müssen.

Ein eigener Operationssaal und die notwendigen Hilfskräfte – Instrumentierschwester und Heilgehilfen zur Bedienung der elektrischen Apparate und des Operationstisches – sowie aushilfsweise eine Zugehschwester wurden uns von der chirurgischen Klinik anvertraut. Die Kräfte reichten jedoch kaum aus für die sichere Durchführung größerer neurochirurgischer Operationen. Dazu kam, daß Schwestern und Heilgehilfe durch den doppelten – chirurgischen und neurochirurgischen – Dienst wie auch die Nachtwachen und den übermäßig ausgedehnten Tagesdienst außerordentlich überanstrengt wurden.

Hier mußte Abhilfe geschaffen werden, und so richtete Prof. König als Direktor der chirurgischen Klinik ein entsprechendes Gesuch durch das Rektorat an das Kultusministerium. Aber auch danach war weder das notwendige Pflegepersonal bzw. Assistenten oder schließlich eine Schreibkraft noch auch nur ein Etat für die notwendigsten Anschaffungen für die Abteilung vorhanden. Man mußte deshalb befürchten, daß die nur unter Aufopferung aller Beteiligten geschaffene Abteilung auf Dauer den mit Recht an sie gestellten Erwartungen und Anforderungen bei der Versorgung neurochirurgischer Kranker nicht würde entsprechen können.

Da mußte es als besondere Anerkennung unserer neurochirurgischen Arbeit durch ausländische Fach-Kollegen wirken, daß ich zum korrespondierenden Mitglied der Society of British Neurological Surgeons gewählt wurde. Die Wahl wurde mir durch ihren Präsidenten, Mr. Geoffrey Jefferson, Manchester, mitgeteilt.

Doch auch unter den deutschen Chirurgen fanden unsere Bemühungen anerkennende Worte. In der Aussprache während der 85. Tagung der Vereinigung Niederrheinischer-Westfälischer Chirurgen betonte Prof. von Redwitz-Bonn: „Die eindrucksvollen Ausführungen des Herrn Tönnis zeigen, namentlich durch die Gegenüberstellung seines eigenen Krankengutes mit den Statistiken anderer deutscher Hirnchirurgen, wie wichtig es ist, daß klinisch und röntgenologisch Diagnostik und Therapie in einer Hand liegen. So schwer es für den Vertreter eines Hauptfaches ist, Spezialisierungen als berechtigt anzuerkennen, auf Grund meiner Erfahrungen muß ich zugeben, daß auf dem Gebiete der Gehirnchirurgie mit einer Spezialisierung mehr erreicht wird. Hier schließen sich ja die verschiedensten ärztlichen Gebiete: die chirurgische Klinik, die Röntgenologie, die Neurologie zu einer Synthese zusammen. Meiner Auffassung nach liegt die Schwierigkeit der Hirnchirurgie vor allem darin, daß der Operateur nach Freilegung der Hirnoberfläche den Befund nur sehr schwer deuten kann, wenn es sich um einen nichtoberflächlich gelegenen Tumor handelt. Hier findet er oft nicht den Mut einzuschneiden. Was das bedeutet, geht aus den Ausführungen des Herrn Tönnis hervor, der uns gezeigt hat, wieviel bessere Ergebnisse die Operation ergeben, welche den Tumor direkt angehen und nicht reine Entlastungs-Operationen bleiben. Nur der Neurochirurg, der seiner Diagnose ganz sicher ist, wird in solchen Fällen unbekümmert in die Tiefe gehen und dann auch den Tumor finden. Der Chirurg, der möglicherweise auf einen selbst unsicheren neurologischen Berater angewiesen ist, wird hier niemals die gleiche Sicherheit in seinem Vorgehen besitzen ..."

Zu dieser Zeit konnte ich auch die ersten Statistiken über meine Arbeit vorbringen: Von den eingewiesenen 262 Kranken wurden 131 operiert mit einer Operations-Mortalität von 15,3%, auf den einzelnen Fall bezogen 17,6%. Eingriffe wegen Hirntumoren wurden 99mal an 82 Kranken ausgeführt mit einer Operations-Mortalität von 19,2% und einer Fall-Mortalität von 23,2%, davon wurden 72 Hirntumoren auch histologisch bestätigt.

Verglich man unsere Mortalität mit den *bestätigten* Hirntumoren anderer Statistiken, die nach denselben Gesichtspunkten aufgestellt waren, so ergab sich folgendes: Cushing (1902/1932) 1870 Fälle, Fall-Mortalität 27,2%, Operations-Mortalität 13,0%; Olivecrona (1930/31) 125 Fälle mit 145 Operationen, Fall-Mortalität 27,2%, Operations-Mortalität 23,5%; Schönbauer-Wien (1932/34) 65 Fälle, 81 Operationen, Fall-Mortalität 24,6%, Operations-Mortalität 19,7%.

Dabei ist wohl zu bedenken, daß die Zahlen Cushings sich auf eine 30jährige neurochirurgische Tätigkeit und Erfahrung, die Statistik Olivecronas sich immerhin auf eine 10jährige neurochirurgische Arbeit stützen.

# II

## GESCHICHTLICHE ENTWICKLUNG DER OPERATIVEN BEHANDLUNG VON SCHÄDEL-HIRN-ERKRANKUNGEN

In vorgeschichtlicher Zeit haben zwei Krankheitsbilder die damals ärztlich tätigen Priester oder die Heilkundigen zu Operationen am Schädel angeregt: die Epilepsie und die Kopfverletzungen. Es ist hier aber nicht der Ort, die weitere geschichtliche Entwicklung, besonders auch im späten Mittelalter, darzustellen[1]. Uns interessiert die Entwicklung um die Mitte des vorigen Jahrhunderts, wo erst die anatomischen, pathologischen und physiologischen Voraussetzungen für eine gesicherte Lokalisation der Hirngeschwülste geschaffen wurden. Damals operierte als erster Macewen (1873) ein Meningeom erfolgreich, das allerdings durch eine äußere Exostose leicht zu lokalisieren war. Es ist hier aber zu betonen, daß 1881 Wernicke wohl als erster überhaupt einen raumfordernden Prozeß im Occipitallappen neurologisch exakt lokalisiert hatte. Dieser wurde bei Operation durch den Chirurgen Hahn auch gefunden und extirpiert. Leider erwies sich dann bei der Untersuchung, daß es sich um einen Tuberkel handelte. Der Patient starb dann auch einige Wochen später an einer entsprechenden Meningitis[2].

Handelte es sich im Fall Wernicke/Hahn auch nicht um ein Blastom, so sind doch Diagnose und Operation in dieser Frühzeit nicht genug zu bewundern. Gleiches gilt für den Fall Godlee und Bennet (1884), deren erfolgreiche Operation im angelsächsischen Sprachraum als die erste bezeichnet wird. Hier hat die Neurochirurgie im modernen Sinne begonnen.

[1] s. auch Zülch KJ (1972) Zbl Neurochir 33, 229–230
[2] s. auch Zülch KJ (1975) Zbl. Neurochir 36, 47–50

Die weitere Entwicklung war langsam, und in Deutschland erreichte die neurologische Diagnostik erst unter Oppenheim und Bruns um die Jahrhundertwende einen Stand, der klinisch auch in den folgenden Jahrzehnten kaum überboten werden konnte. Doch blieb die Zahl der bei den Operationen tatsächlich gefundenen Geschwülste trotzdem gering. Dazu kam die hohe Mortalität bei den Operationen der Allgemeinchirurgen. 1899 zeigte Oppenheim bei der Diagnostik eines Hypophysentumors zum erstenmal den Wert der gerade neu beschriebenen Röntgenstrahlen, mit deren Hilfe sich die Diagnostik wesentlich verbessern konnte in allen Fällen, wo eine Verkalkung oder eine lokale Knochenzerstörung gegeben war.

Die entscheidende Wende in der Entwicklung unseres Fachgebietes brachte aber erst der Amerikaner Harvey Cushing – ein Schüler des Chirurgen Halsted in Baltimore. Als erster widmete er sich 1902 ausschließlich der operativen Behandlung der Erkrankungen des zentralen und peripheren Nervensystems. Im Vordergrund standen damals schon die Hirngeschwülste. Er übernahm 1912 die chirurgische Klinik in Boston, wo er dann sein Lebenswerk auch vollendete. Bei seiner Emeritierung im Jahr 1932 konnte er über 2021 Hirngeschwülste berichten, von denen 1800 operativ bestätigt wurden.

Der umwälzende Beitrag Cushings für unser Fachgebiet bestand in der unendlich sorgfältigen, behutsamen und schonenden Art zu operieren. Entscheidend war seine fast übertrieben anmutende Sorge für die Blutstillung und damit für die Vermeidung von Nachblutungen. Das brachte eine damals kaum faßbare Senkung der unmittelbaren Operationsmortalität. Noch entscheidender aber für die ganze Entwicklung der Neurochirurgie scheint mir sein Wirken als Diagnostiker und Kliniker, da er uns zum erstenmal auch die Biologie dieser Geschwülste erschloß.

Trotzdem war für eine nicht unbeträchtliche Gruppe der intrakraniellen Geschwülste, vielleicht etwa die Hälfte, das Bedürfnis nach einer wirklich objektiven diagnostischen Methode groß: sie wurde aus der Luftdarstellung der Hirnkammern (Dandy 1918, Bingel 1920) – besonders durch den schwedischen Röntgenologen Lysholm, den Mitarbeiter Olivecronas – weiterentwickelt. 1927 folgte die Gefäßdarstellung, die Angiographie, durch Moniz in Lissabon. Durch diese Entwicklung der Röntgendiagnostik wurde bis vor wenigen Jahren die Diagnose nicht unwesentlich getragen. Die Elektrencephalographie von Berger (1929) war vor allem für die ambulante Untersuchung von großem Nutzen als eine „Suchmethode".

Die durch die neuen Methoden gewonnene Kenntnis von Sitz und Art der Geschwülste bereits vor der Operation gab dem Operateur eine wesentlich größere Sicherheit. Stand für Cushing noch die Erzielung einer möglichst niedrigen unmittelbaren Operationsmortailtät als Ziel für das Vorgehen im Vordergrund, und waren die Langzeitergebnisse noch nicht so drängend vorrangig, so gab es im Verlauf der weiteren Entwicklung für Dandy und meinen Lehrer Olivecrona neue Ziele für ihre Tätigkeit: Erst die radikale Entfernung der gutartigen Geschwülste erreichte die Arbeitsfähigkeit in $^2/_3$ der Operationen oder sogar in $^3/_4$ der gutartigen, vollständig entfernbaren intrakraniellen Geschwülste.

Heute noch scheint das Problem brennend zu sein, die Frühdiagnose der Hirngeschwülste weiter zu fördern. Wir werden es wohl erst erreichen in unermüdlicher gegenseitiger unterstützender und fördernder Zusammenarbeit mit unseren fachärztlichen Nachbarn, den Neurologen, Augenärzten, Hals-Nasen-Ohrenärzten und den Kinderärzten.

Am Beispiel der „Hirngeschwülste" habe ich die Entwicklung unseres Fachgebietes darzustellen versucht. Sie bildet verständlicherweise nur einen Teil unseres Arbeitsgebietes. Dazu kommen die Gefäßmißbildungen, die Aneurysmen und Angiome, die Neuralgien und schließlich die stereotaktischen Eingriffe zur Ausschaltung bestimmter Hirnzentren.

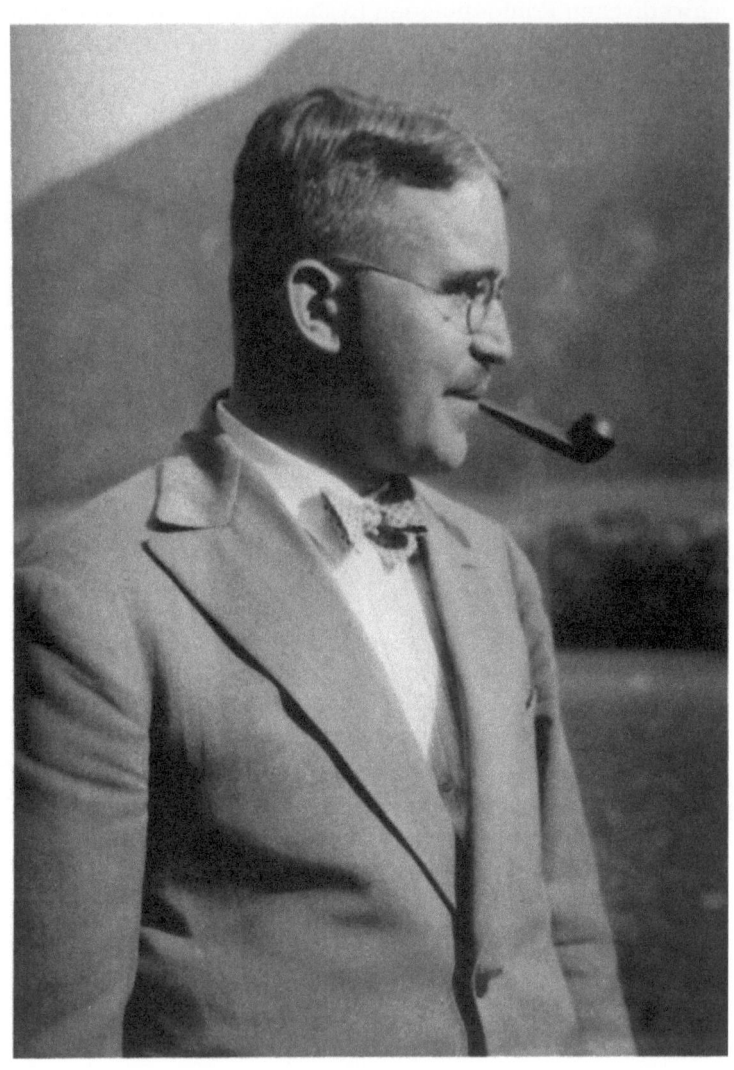

Wilhelm Tönnis 1934

# III

## DER STAND DER NEUROCHIRURGIE IN DEUTSCHLAND ZU BEGINN DES 20. JAHRHUNDERTS

Die Bücher von Bergmann (1836–1907) über die „Hirnkrankheiten" und über die „Rückenmarksverletzungen" fanden im Ausland großen Widerhall. Doch wurde der erste internationale Bahnbrecher auf diesem Gebiet erst Fidor Krause. Bereits in der ersten Auflage seiner beiden Bände über die „Chirurgie des Hirns und Rückenmarks", erschienen 1908/11, beschreibt er sämtliche operativen Zugänge zu den einzelnen Hirnabschnitten, wie sie heute noch international angewandt werden. Dort finden wir den transfrontalen intraduralen Zugang zur Chiasmagegend, den er zum erstenmal zur Entfernung eines Projektils anwandte, abgebildet; mit Oppenheim zusammen stellte er 1913 den ersten Fall eines glücklich entfernten Vierhügeltumors[1] in der medizinischen Gesellschaft Berlin vor (operiert im Sitzen von der hinteren Schädelgrube aus). Auch den Zugang zum Kleinhirn-Brückenwinkel finden wir in den beiden Bänden schon genau beschrieben und abgebildet. Wir verdanken also einem zielbewußten und gedankenreichen operativen Vorgehen die Kenntnis der drei wichtigsten, heute noch angewandten Zugänge zu den medialen Strukturen des Hirns.

Abgesehen von Fedor Krause in Berlin gab es einige weitere Zentren, die sich ebenfalls der Entwicklung dieses Gebietes widmeten, vorwiegend waren es die Chirurgen Heymann-Berlin (als Nachfolger von Fedor Krause), Guleke-Jena, Sauerbruch-Berlin, Payr-Leipzig, Peiper-Berlin, Schön-

---

[1] Riverson EA, Zülch KJ (1979) Neurosurg Rev 2, 3–11

bauer-Wien, Lehmann-Frankfurt, Brütt-Hamburg, Löhr-Magdeburg u. a.

Von den Neurologen beschäftigte sich besonders O. Foerster mit der operativen Behandlung der Hirn- und Rückenmarksgeschwülste[2], der Schmerzchirurgie[3] sowie der Behandlung der Epilepsie[4]. Die wissenschaftliche Auswertung seiner operativen Erfahrungen fand internationale Anerkennung und Bewunderung (s. die Jahrestagung der Association of British Neurological Surgeons in Berlin und Breslau 1937).

Trotz dieses zunehmenden Interesses an diesem Fachgebiet ging die Entwicklung in Deutschland doch nur sehr langsam vorwärts. Die Gründe für diesen relativ langsam einsetzenden Fortschritt der Neurochirurgie in Deutschland lagen größtenteils in der mangelnden diagnostischen Sicherheit. Die neurologische Diagnostik war an den führenden neurologischen Kliniken weit fortgeschritten. Alle neurologisch faßbaren Geschwülste konnten auch erkannt werden. Trotzdem blieb die Zahl der bei der Operation wirklich gefundenen Geschwülste doch noch relativ gering.

Die Erklärung dieser geringen Erfolge war vor allem in der in Deutschland damals noch üblichen Teilung der diagnostischen und operativen Arbeit zu suchen. Während der Chirurg auf allen Teilgebieten seines Arbeitsbereiches stets auch die volle diagnostische Verantwortung auf sich nahm, operierte er hier auf die genaue Anweisung eines Internisten oder Neurologen, der den chirurgischen Problemen doch meist etwas fern stand. Dadurch mußte er unfrei in seinen Entschlüssen und Handlungen bleiben. Nur der Operateur, der selbst die Diagnose gestellt hat und so die bei der Operation noch zu erwartenden Möglichkeiten kennt und richtig bewerten kann, wird in der Lage sein, die Geschwulst sicher zu finden und zu entfernen und so zu wirklichen Erfolgen gelangen können.

Die unzureichende Diagnostik der Geschwülste mußte sich naturgemäß auch in der Operationsmortalität auswirken.

---

[2] Neue dtsch Klinik (1938) 16, 44–64, Ergänzungsband 6
[3] Bruns Beitr klin Chir (1927) 360 pp (Sonderb.) Ref Klin Wschr 6, 470–471
[4] mit Penfield W (1930) Z ges Neurol Psychiat 125, 475–572

Wir wußten aus reichlichen Erfahrungen (Guleke, Peiper u. a.), daß Entlastungen an *falscher Stelle*, also nicht unmittelbar über dem Tumor, bei erhöhtem intrakraniellem Druck in der Mehrzahl der Fälle den Tod des Patienten bedeuteten. Neben der Verbesserung der Lokalisation verdanken wir ohne Zweifel die besseren Ergebnisse bei der Operation den Fortschritten in der Operationstechnik, die zum allergrößten Teil auf Harvey Cushing zurückgehen. Neben äußerst peinlicher Asepsis gingen seine Bemühungen vor allem dahin, den Hirndruck stets vor der Duraeröffnung herabzusetzen, um einen Hirnprolaps zu verhindern und dadurch auch die sogenannten postoperativen Komplikationen durch vorbeugende Maßnahmen zu vermeiden.

# IV

## WIDERSTÄNDE BEI CHIRURGEN UND NEUROLOGEN GEGEN DIE ENTWICKLUNG EINER EIGENEN NEUROCHIRURGIE IN DEUTSCHLAND

Über die inneren Widerstände bei der Entwicklung einer eigenen Neurochirurgie in Deutschland wird der folgende Artikel Sauerbruchs beredte Auskunft geben[1]: „Die Neurochirurgie nimmt durch die Eigenart ihrer Aufgabe und die Schwierigkeit ihrer Technik eine Sonderstellung ein. Sie konnte sich erst dann entwickeln, als die Voraussetzung jedes operativen Eingriffs, Diagnostik und Indikationsstellung gesichert und die Abhängigkeit unserer Arbeit von physiologischen und allgemeinpathologischen Vorgängen erkannt war.

Es kann darum nicht überraschen, daß die Bewertung neurochirurgischer Arbeit widersprechend ist. Neben begeisterten Anhängern dieses umstrittenen Gebietes stehen andere, die durch mancherlei Mißerfolg und Fehlschläge zu einer Ablehnung oder sogar zu grundsätzlichem Verzicht gedrängt worden sind. Vor allem hat ein Vergleich der Ergebnisse der amerikanischen und europäischen Chirurgen diese Unsicherheit des Urteils begründet.

Erfolge, wie sie Cushing erreichte, sind den deutschen Vorkämpfern für die Hirnchirurgie Eiselsberg, Hildebrand, Fedor Krause, M. Borchardt, Heymann u. a. nicht beschieden gewesen..."

Auch in den folgenden Jahren blieb Sauerbruch ablehnend, wie sein Referat des Jahres 1935[2] wiedergab. Er sagte zum Thema „Grundsätzliches zur Hirnchirurgie": „... Ich ha-

---
[1] Archiv für klinische Chirurgie (1933) Band 176, S 568 ff
[2] Kongreß der Deutschen Gesellschaft für Chirurgie 1935

be volles Verständnis für ein Lieblingsfach, dem man sich hingibt. Aber mir ist es unbegreiflich, wie man dieser Neigung zuliebe andere Gebiete unserer Kunst aufgeben kann. Genauso wie ich mich gegen die Abgrenzung der Thoraxchirurgie gewehrt habe, die freilich in Amerika, dem Lande der Spezialisierung, Tatsache wurde, wende ich mich heute gegen die Abtrennung der Hirnchirurgie. Wir sehen immer wieder, daß vieles Große und Wertvolle verloren geht, wenn Spezialisierung beginnt.

Ich bin der Meinung mit Heymann und Guleke, daß alles geschehen soll, um an großen Kliniken und Krankenhäusern die Hirnchirurgie zu fördern und ihre Entwicklung zu sichern. *Aber hirnchirurgische Sonderkliniken sollte man ablehnen und den Hirnchirurgen um unseres Faches und um seiner selbst willen zwingen, daneben auch der großen Chirurgie zu dienen . . ."*

In der Aussprache sagte dann Schönbauer-Wien: „Die Schwierigkeiten, denen wir begegnen, und die wir nicht überwinden können, liegen aber darin, daß der Chirurg hier nicht, wie bei anderen Organen des menschlichen Körpers, in der Lage ist, das Organ völlig zu überblicken: Wenn wir im Bauch operieren, wissen wir in der Regel, ob der Prozeß operabel ist oder nicht, und wenn wir Überraschungen erleben, ist es fraglos unsere Schuld; wir haben nicht genau untersucht, nicht genügend exploriert; alle Organe des menschlichen Körpers können wir probeweise freilegen, und nach der Operation wissen wir, woran wir sind. Nur das Gehirn können wir nicht in größerer Ausdehnung zur Darstellung bringen, und alle Hilfsmittel der Diagnostik sagen uns nichts Genaues über die Ausdehnung des Prozesses . . .".

Olivecrona hingegen verteidigte die Spezialisierung: „. . . Schließlich die Spezialisierung! Ich gehöre ja selbst zu den drohenden ‚Silhouetten, die am Horizont zu sehen' sind. Ich bin aber mit Herrn Sauerbruch darin einig, daß er eine gründliche allgemeinärztliche und allgemeinchirurgische Ausbildung für den Neurochirurgen für unerläßlich hält. Was dann weiter wird, ist ja eigentlich eine Frage der Arbeitsverteilung. Wenn jemand so viel Material hat, daß er jeden Tag 1–2 Hirntumoren, außerdem noch andere neurochirurgische

Fälle operieren muß, dann wird er eben keine Zeit dazu haben, noch viel allgemeine Chirurgie zu treiben: wenn er sich weiter auch mit der Diagnose selbst befaßt, wird ihm überhaupt keine Zeit mehr für Bauchchirurgie oder sonstige Chirurgie bleiben. Schließlich muß man auch daran denken, daß die Leistungen der Neurochirurgie, jedenfalls die bedeutenden Fortschritte in den letzten 20 Jahren, alle – oder fast alle – von den spezialisierten Neurochirurgen stammen. Das wird bei dem schnellen Tempo der Entwicklung der Neurochirurgie wenigstens in den nächsten Jahren auch so bleiben..."

Schließlich nahm Prof. König-Würzburg Stellung: „... Die wundervollen Ausführungen des Herrn Sauerbruch haben in mir das Bild wieder hervorgezaubert, wie er auf breitester medizinischer Grundlage fast aus dem Nichts die Chirurgie der Lungen und des Thorax bis zur höchsten Vollendung hinaufgeführt hat. Ich bezweifle nicht im allergeringsten, daß der Meister Sauerbruch in kürzester Zeit die Ideale erreicht hat, die wir an anderen schon bewunderten, und daß auch die wenigen aus Deutschland, deren Namen er uns genannt hat, auf diesem Wege bald so weit sein werden. Wenn das bezüglich des Gehirns das Bild deutscher Gehirnchirurgie gewesen wäre, was noch vor einigen Jahren richtig war und auch heute noch richtig ist, so hätte ich mich niemals zu jenem für mich entsagungsvollen Schritt entschlossen, den ich im November 1932 durch die Errichtung einer selbständigen neurochirurgischen Abteilung in Würzburg getan habe, wodurch ich die ‚Silhouette am Horizont unserer Kunst' habe erscheinen lassen. Aber wie war es denn damals? Damals war die Lage in Deutschland so, daß die Chirurgie der Hirntumoren überall schlecht war. Sie war so schlecht, daß weder die Kranken den Mut hatten, in die Krankenhäuser zu gehen – mit wenigen Ausnahmen – noch auch die Ärzte den Mut, ihre Kranken hineinzuschicken. Angesichts dessen habe ich mir gesagt: hier muß rasch Wandel geschaffen werden zugunsten der Kranken! Nur die Rücksicht auf das Wohl der Kranken hat mich bei meinem Vorgehen geleitet, und ich habe mir gesagt: wir brauchen uns nicht erst die Kinderschuhe abzulaufen, da ja im Ausland auf diesem Gebiet der Grund schon vollständig gelegt ist. So habe ich dann nach mühsamen Vorbereitungen erreicht, daß wir in Herrn Olivecrona den vorzüglichen Lehrer gefunden haben, von dem Tönnis, durch Freundschaft mit ihm verbunden, in 7 arbeitsreichen Monaten die Technik und den ganzen Inbegriff der Hirnchirurgie in sich aufgenommen hat. Meine Herren, es ist doch nicht die Spezialität des Landes oder die Mentalität der Zeit gewesen, durch die es bedingt war, daß Cushing sich diesem Spezialgebiet widmete. Er konnte doch gar nicht anders. Er war doch einfach zeitlich ganz und gar an seine Patienten gefesselt. Es wäre Cushing ja ganz unmöglich gewesen, als Chef das zu tun, was er getan hat, und daneben auch noch Chef einer allgemeinen chirurgischen Abteilung zu bleiben.

Als dann Tönnis zurückkam, da habe ich den Ärzten verkündet: Hier ist ein Mann, der das jetzt gelernt hat. Der treibt Neurochirurgie und ich treibe keine mehr.

Der Erfolg war nicht nur, daß wir die Ergebnisse gesehen und immer wieder bewundert haben, die Sie auch aus den Veröffentlichungen von Tönnis teilweise schon kennen. Was aber viel mehr Eindruck gemacht hat, war folgendes: Würzburg ist eben erst Großstadt geworden, es ist kein Zentrum wie Berlin, München, Leipzig oder Hamburg. Nach Würzburg kamen früher fast keine Patienten mit Hirntumoren mehr. Nun erleben wir es auf einmal, daß in einer Zeitspanne von 2½ Jahren einige Hunderte von Hirntumoren nach Würzburg kamen und daß Tönnis in dieser Zeit nicht weniger als 150 bestätigte Hirntumoren operieren konnte! Wo ist denn dergleichen sonst noch möglich? Vergleichen Sie einmal das im Zeitraum eines Jahres bei uns auf diesem Gebiet Geleistete mit dem, was Herr Guleke in den Jahren, über die er berichtete, und was Herr Sauerbruch operiert hat!

Worauf beruht denn dieser Umschwung? Nicht nur darauf, daß zunächst die Ärzteschaft und dann auch das Publikum in unserer Gegend Vertrauen gewannen, sondern daß uns darüber hinaus aus ganz Deutschland dies Vertrauen entgegengebracht wurde, so daß die Patienten aus allen Teilen des Landes kommen: von Bremen, von Düsseldorf, von Tübingen, von Stuttgart, von Königsberg, kurz im ganzen Reiche setzten die Ärzte ihre Patienten in Bewegung und schickten sie nach Würzburg.

Meine Herren! Ich will mich hier auf diese wenigen Ausführungen beschränken. Was ich darüber hinaus noch zu sagen habe, werde ich im Protokoll niederlegen. Aber die Überzeugung habe ich: zur Zeit hat Deutschland noch einige Zentren nötig, wo die Hirnchirurgie in der Weise wie bei uns betrieben wird. Wenn wir einmal über den gegenwärtigen Zustand hinaus sind, und wenn die Hirnchirurgie auch so weit gediehen ist, daß jemand sie ausüben und seine Allgemeinchirurgie daneben betreiben kann, dann werde ich der erste sein, der das wieder begrüßt. Aber so weit sind wir einstweilen noch nicht, und deshalb halte ich es für richtig, daß gegenwärtig neue neurochirurgische Abteilungen in Deutschland begründet werden...".

H. Pette-Hamburg (als Gast) versuchte, als Neurologe zu einigen ihm prinzipiell wichtig erscheinenden Punkten die Stellungnahme seines Faches zu umreißen. Er stimmte mit Herrn Sauerbruch überein, daß der Erfolg in der Hirnchirurgie in der engen Zusammenarbeit der Chirurgen mit den Neurologen begründet war. Er verlangte sorgfältigste Indikationsstellung hinsichtlich Zeitpunkt und Art der Operation. Das galt in gleicher Weise auch für den operativ-diagnostischen Eingriff. Die Indikation zu operativem Vorgehen bei Hirngeschwülsten sei heute in gleicher Weise präzisiert wie die Indikation zur Operation auf anderen Gebieten der Medizin. Eine sachgemäße Entscheidung in dieser Richtung könne aber nur der treffen, der die Physiologie, Pathophysiologie und Histologie des zentralen Nervensystems und nicht zuletzt auch die Pathologie der Hirngeschwülste kenne. Das setze eine breite Kenntnis allgemein-neurologischer Probleme voraus. Die Zahl der Grenzfälle, bei denen ein operatives Vorgehen zu erwägen ist, aber aus bestimmten Gründen abgelehnt werden muß, ist verhältnismäßig groß. Es ist nicht erstrebenswert, das Leben jedes Hirntumor-Kranken um jeden Preis zu verlängern. Im allgemeinen sollten nur dann Radikal-Operationen durchgeführt werden, wenn Aussichten auf Wiederherstellung der Arbeitsfähigkeit bestehe, oder die Möglichkeit gegeben erscheine, das Leben lebenswert zu gestalten. Die Verantwortung für operatives Handeln belaste somit den Neurologen nicht weniger als den Chirurgen. Aus diesen Ausführungen sei ersichtlich, daß es nicht erwünscht sein kann, *einseitig orientierte neurochirurgische Kliniken zu schaffen.* Wo am Hirn operiert wird, müßten stets zwei Voraussetzungen erfüllt sein: die Möglichkeit einer exakten und jeder Kritik standhaltenden Indikationsstellung und die Gewährleistung subtilster chirurgischer Technik. Ob der Chirurg oder der Neurologe zum Messer greife, sei dann letztlich gleichgültig. *Hinsichtlich der praktischen Ausführung trat Pette dafür ein, daß evtl. zu gründende neurochirurgische Abteilungen den Nervenkliniken angegliedert werden sollten, damit die Überwachung der Kranken nach der Operation durch den Neurologen gewährleistet bleibe!*

Überdies bedeuteten für den Neurologen die an Neurochirurgischen Kranken gemachten Erfahrungen einen großen Gewinn für die Erfassung pathophysiologischer Vorgänge bei anderen neurologischen Erkrankungen.

# V

## DAS ZENTRALBLATT FÜR NEUROCHIRURGIE

Bei diesen Widerständen in Deutschland würde die Neurochirurgie, so glaubte ich, eine erhebliche Unterstützung bekommen, wenn sie über eine eigene Zeitschrift verfügte. Da es aber bisher in keiner Sprache eine Fachzeitschrift für Neurochirurgie gab, schlug ich dem Herausgeber des Zentralblattes für Chirurgie, Prof. Dr. Borchardt, Berlin, vor, ein „Zentralblatt für Neurochirurgie" als Beiheft zum „Zentralblatt für Chirurgie" herauszugeben. Meine Anregung stieß auf einen positiven Widerhall. Die Zahl und das Ansehen der Mitarbeiter (s. Titelblatt) ließ das einwandfrei erkennen. Die Bedeutung des „Zentralblattes" in diesen Jahren geht auch aus den Mitarbeitern der ersten Jahrgänge hervor wie Foerster und Gagel, Busch, Olivecrona, Schaltenbrand, MacConnell/Dublin, Dandy/Baltimore, Moniz/Lissabon, Sjöqvist/Stockholm, Torkildsen/Oslo, Asenjo/Berlin, Balado/Buenos Aires, Bucy/Chicago, Jefferson/Manchester, Puusepp/Tartu-Dorpat, Vincent/Paris, Le Beau/Paris, van Bogaert/Antwerpen, Verbiest/Leiden.

Das Zentralblatt blieb bis 1943, also weit in den Krieg hinein, die einzige Fachzeitschrift in der Welt. Damals gründeten die Amerikaner das Journal of Neurosurgery. In der Einleitung schrieben sie: „Da das Zentralblatt von Dr. Tönnis nicht mehr kommt, müssen wir eine eigene Zeitschrift gründen..."

Die Publikation mußte im Kriegsjahr 1943 – wie die aller wissenschaftlichen Zeitschriften – eingestellt werden und konnte wegen der widrigen Zeitumstände erst 1949 wieder aufgenommen werden.

# Zentralblatt für Neurochirurgie

Beihefte zum Zentralblatt für Chirurgie

UNTER MITARBEIT VON

W. ANSCHÜTZ-Kiel, K. H. BAUER-Breslau, G. BODECHTEL-Hamburg, A. BORCHARD-Berlin, E. BUSCH-Kopenhagen, H. CAIRNS-Oxford, H. CUSHING-New Haven, E. DANDY-Baltimore, N. DOTT-Edinburgh, A. v. EISELSBERG-Wien, O. FOERSTER-Breslau, O. GAGEL-Breslau, N. GULEKE-Jena, F. K. KESSEL-München, K. KLEIST-Frankfurt a. M., R. LERICHE-Straßburg, P. D'A. LIMA-Lissabon, W. LÖHR-Magdeburg, E. LYSHOLM-Stockholm, G. MAGNUS-München, F. de MARTEL-Paris, P. MARTIN-Brüssel, E. MONIZ-Lissabon, H. OLIVECRONA-Stockholm, H. PEIPER-Berlin, W. PENFIELD-Montreal, H. PETTE-Hamburg, T. J. PUTNAM-Boston, L. PUUSEPP-Tartu, E. RANZI-Wien, F. SAUERBRUCH-Berlin, G. SCHALTENBRAND-Würzburg, V. SCHMIEDEN-Frankfurt a. M., L. SCHÖNBAUER-Wien, O. SJÖQVIST-Stockholm, H. SPATZ-Berlin-Buch, A. STENDER-Breslau, A. STIEDA-Halle a. S., A. TORKILDSEN-Oslo, H. URBAN-Wien, F. VERBEEK-Groningen, P. VOGEL-Berlin

UND MIT REDAKTIONELLER UNTERSTÜTZUNG DURCH

P. BAILEY-Chicago
für Nordamerika und Kanada

M. BALADO-Buenos Aires
für Südamerika

G. JEFFERSON-Manchester
für Großbritannien und Irland

C. VINCENT-Paris
für Frankreich

HERAUSGEGEBEN VON

## PROF. DR. W. TÖNNIS

Direktor der Neurochirurgischen Universitätsklinik Berlin und Leiter
der Abteilung für Tumorforschung und experimentelle Pathologie des Gehirns
am Kaiser Wilhelm-Institut für Hirnforschung, Berlin-Buch

1. und 2. Jahrgang

MIT 302 ABBILDUNGEN IM TEXT

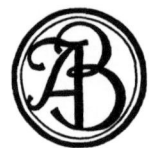

1936 / 1937

JOHANN AMBROSIUS BARTH / VERLAG / LEIPZIG

# Zentralblatt für Neurochirurgie

1. JAHRGANG            1936 NR. 1

## INHALT:

Zum Geleit
Originalmitteilungen:
  I. **O. Foerster** u. **O. Gagel** (Breslau), Das Ependymom des Filum terminale. (S. 5.)
  II. **F. K. Kessel** u. **H. Olivecrona** (Stockholm), Über Foramen-Monroi-Cysten (sogenannte Kolloidcysten des III. Ventrikels). (S. 18.)
  III. **W. Tönnis** (Würzburg), Erfolgreiche Behandlung eines Aneurysma der Art. commun. ant. cerebri. (S. 39.)
Übersichtsreferate:
    **Georg Schaltenbrand** und **Wilhelm Tönnis** (Würzburg), Traumatischer Hydrocephalus. (S. 42.)
Sitzungsberichte:
    Mitteldeutscher Chirurgentag in Magdeburg am 19. und 20. Juni 1936. (Neurochirurgischer Teil.) (S. 51.)

## ZUM GELEIT

Jeder Chirurg muß, wenn er erfolgreich Neurochirurgie betreiben will, die Diagnostik dieser Erkrankungen soweit beherrschen, daß er in der Anzeigestellung zur Operation und in der Wahl der Behandlungsmethode ein entscheidendes Wort mitsprechen kann. Andererseits muß der Neurologe mit den rein chirurgischen Fragestellungen soweit vertraut sein, daß er seinem chirurgischen Kollegen ein verständnisvoller Mitarbeiter sein kann und ist. Es gehört also zu einer erfolgreichen Neurochirurgie ein verständnisvolles Zusammenarbeiten des Neurologen und des Chirurgen.

    Dieser notwendigen Voraussetzung der erfolgreichen Entwicklung der Neurochirurgie steht ein Übelstand im Wege. Das neurochirurgische Schrifttum ist auf zahllose Fachzeitschriften verteilt. Es gibt in keiner Sprache eine Zeitschrift, die dieses Schrifttum zusammenfaßt und so einen Meinungsaustausch der aktuellen Probleme der Neurochirurgie vermittelt. Um hier Abhilfe zu schaffen, haben sich Herausgeber und Verlag des Zentralblattes für Chirurgie entschlossen, das „Zentralblatt für Neurochirurgie" in Form vouBeiheften zum „Zentralblatt für Chirurgie" erscheinen zu lassen. Die Wahl des Redakteurs, eines anerkannten Neurochirurgen und des ihm zur Seite stehenden Mitarbeiterstabes aus führenden in- und ausländischen Fachvertretern der Chirurgie, Neurologie und Pathologie bürgen dafür, daß mit diesen Beiträgen eine wissenschaftliche Zentrale geschaffen ist, die alle Fortschritte, alles Wissenswerte auf diesem Gebiet den Lesern schnell übermittelt und in leicht erreichbarer Weise zuführt.

Wir sind überzeugt, daß die Beihefte ihren Zweck in vollem Umfange erfüllen und wesentlich zur Förderung der Neurochirurgie, bei der noch so viel Neuland zu bearbeiten ist, auch in Deutschland beitragen werden.

Berlin, August 1936

**August Borchard**
für die Herausgeber des Zentralblattes für Chirurgie

Alle, denen die Entwicklung der Neurologischen Wissenschaft und das Wohlergehen der ihnen anvertrauten Nervenkranken am Herzen liegt, müssen es auf das freudigste begrüßt haben, daß es Prof. Tönnis geglückt ist, den schon so oft erwogenen Plan zu verwirklichen, einem der wichtigsten Zweige der Therapie der Nervenkrankheiten, der Neurochirurgie, sein eigenes Sprachorgan zu verleihen. Die Herausgabe der Neurochirurgischen Hefte darf nicht als eine erneute Aufsplitterung innerhalb der Heilkunde aufgefaßt werden. Sie bedeutet auch nicht, daß einer neuen Sonderdisziplin der Medizin gleichsam das Siegel der Selbständigkeit aufgedrückt werden soll. Die Gründung des Zentralblatts der Neurochirurgie stellt vielmehr eine Sammlungsaktion im wahrsten Sinne des Wortes dar, die als eine Zusammenfassung der Kräfte zu erhöhter Leistung bezeichnet werden muß, sobald man sich vergegenwärtigt, daß die zahlreichen Arbeiten aus dem Gebiete der Neurochirurgie, die fast täglich das Licht der Welt erblicken, über die allerverschiedensten Zeitschriften verstreut sind. Zwar unterhält die Neurologie zu allen anderen Fächern der Medizin, wie wohl kaum ein anderes Sonderfach derselben, die innigsten Beziehungen, und die Aufgaben der Neurochirurgie liegen nicht allein in der chirurgischen Behandlung der Nervenkrankheiten, sondern sie umfaßt auch alle diejenigen chirurgischen Eingriffe am Nervensystem, welche der Behandlung der verschiedensten Erkrankungen anderer Organe dienen. Es sei nur an die Vorderseitenstrangdurchschneidung zur Beseitigung von Schmerzzuständen verschiedenster Genese, an die Eingriffe am Sympathikus, an Rückenmarkswurzeln und an den Rückenmarkssträngen bei obliterierenden Gefäßerkrankungen, bei der Angina pectoris, beim Hochdruck, bei zahlreichen jeder anderen Therapie trotzenden Geschwürsbildungen, bei der Sklerodermie und zahlreichen anderen Erkrankungen erinnert. Aber wenn auch die Verteilung der neurochirurgischen Arbeiten auf die verschiedensten neurologischen, chirurgischen, internistischen, pädriatrischen, ophthalmologischen und otiatrischen Zeitschriften der Vielseitigkeit und den mannigfachen Wechselbeziehungen der Neurochirurgie mit allen anderen Disziplinen entspricht, so darf andererseits nicht verkannt werden, daß eine Zusammenfassung in einem besonderen neurochirurgischen Publikationsorgan der Weiterentwicklung der Neurochirurgie selbst nur förderlich sein kann, ja daß es einer solchen Zusammenfassung geradezu bedarf. Besonders begrüßenswert ist in dieser Hinsicht, daß der Herr Herausgeber besondere zusammenfassende Referate vorgesehen hat. Für den Erfolg des Unternehmens bürgt aber nicht nur seine innere Berechtigung und Notwendigkeit, sondern ebenso die Qualität der Arbeiter, welche der Leiter des Werkes zu der neuen Arbeitsgemeinschaft zusammengerufen hat. Schon allein, daß Neurologen, Chirurgen und die besten Pathohistologen auf dem Gebiete des Nervensystems sich hier die Hand gereicht haben, gibt die Gewähr, daß die klinisch-diagnostischen, die chirurgisch-technischen und die histologisch-diagnostischen und prognostischen Probleme in gleichem Maße Würdigung und Bearbeitung finden werden. Da ich selbst seit über 30 Jahren mitten in der Entwicklung der Neurochirurgie gestanden habe und mich bemüht habe, zu allen Problemen derselben mein Scherflein beizutragen, empfinde ich es mit besonderer Dankbarkeit und Genugtuung, daß ich, dem Wunsche des Vaters folgend, dem Kinde, das heute aus der Taufe gehoben wird, die wärmsten und herzlichsten Wünsche auf seinen Lebensweg mitgeben darf.

Breslau, August 1936

**Otfrid Foerster**

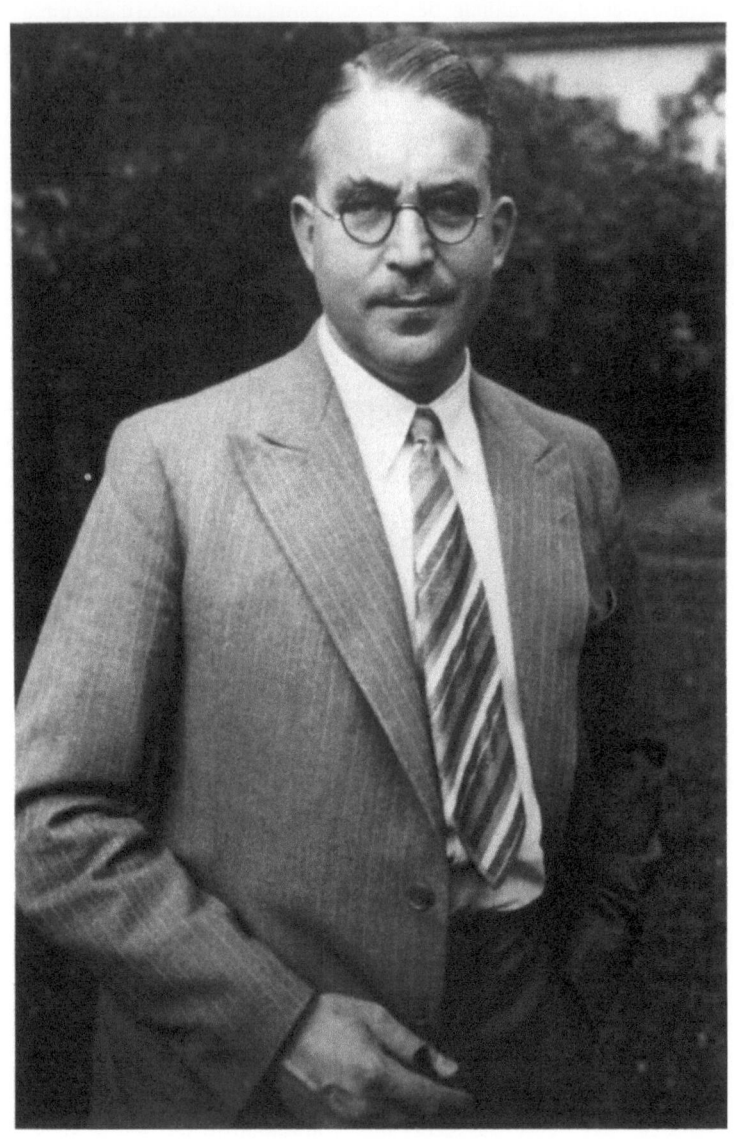

Wilhelm Tönnis 1936

# VI

## BERUFUNG NACH BERLIN

Offiziell hatte das Bayrische Kultusministerium 1934 eine neurochirurgische Abteilung an der Chirurgischen Klinik Würzburg genehmigt unter der Voraussetzung, daß dadurch keine besonderen Kosten entstehen sollten. Prof. König stellte mir – wie ich schon berichtete – 6 seiner Privat-Betten zur Verfügung. Aus diesen Einnahmen von den Privat-Patienten konnten wir Assistenten, Schwestern und Heilgehilfen bezahlen. Bis zu meiner Berufung nach Berlin 1937 lebte ich mit meiner Familie also nur von meinem Assistenten-Gehalt.

1935 wurde Prof. König dann emeritiert. Sein Nachfolger, Prof. Kappis-Hannover, war ein Mann der Nationalsozialistischen Partei. Er sah die neue Abteilung offensichtlich recht ungern. – Zu dieser Zeit wurde eine Berufung von mir nach München zu Prof. Bumke betrieben, sie stieß jedoch auf den Widerstand des Münchener Chirurgen Prof. Lexer. Herausgestellt wurde dabei auch, daß ich – Gerüchten zufolge – nicht „parteigenehm" sei. Ich habe daraufhin ein Disziplinarverfahren gegen mich beantragt, es blieb ohne Ergebnis.

In Würzburg war die Zusammenarbeit mit Kappis in der Klinik von Anfang an schwierig gewesen, sie wurde bald immer schwieriger. Bei Prof. König hatte ich im Hörsaal operieren dürfen, wo ausreichend Platz und andererseits auch die nötige Abgeschlossenheit gegenüber dem übrigen klinischen Betrieb gesichert war. Kappis schob mich hinaus in einen kleinen Vorraum, in dem sonst meist nur septische Wunden revidiert wurden.

Die Schwierigkeiten vergrößerten sich dadurch, daß wir

damals sehr viele Gäste bei den Operationen hatten, vor allem auch deutsche chirurgische Ordinarien. Darüber gibt unser Gästebuch auch heute noch genügend Auskunft. Keiner jedoch von ihnen begrüßte Kappis oder ging etwa in den Operationssaal, um ihm zuzuschauen. Daß eine solche Situation auf die Dauer nicht tragbar sein konnte, mußte jedem klar sein.

Die erste Hoffnung auf eine Änderung kam Mitte Februar, als Prof. König einen Brief von Sauerbruch erhielt: „Lieber König! Entschuldige, daß ich erst heute auf Deinen Brief antworte. Die Dinge liegen aber außerordentlich kompliziert (– hier in Berlin –) am Augusta-Krankenhaus bei dem Nachfolger von Fedor Krause, Herrn Heymann. Es kommt hinzu, daß der Internist des Krankenhauses, Prof. Schleyer, erkrankt ist. Ich habe gehört und weiß, daß Tönnis bei der Nachfolge von Heymann in vorderster Linie steht, mein Oberarzt Erwin Gorbandt, der auch gern hingehen würde, scheint nicht viel Aussichten zu haben. – Ich bin ja immer nach wie vor der Meinung, daß man Tönnis ein Ordinariat geben sollte, damit er sich im ganzen weiter entwickeln kann und dabei noch außerdem sein Spezialgebiet verfolgen. Ich glaube nicht, daß ich irgendeinen Einfluß auf die Besetzung am Augusta-Hospital habe, aber Du erhältst Nachricht, sowie ich etwas höre".

Ich fuhr daraufhin nach Berlin, um mich mit den Arbeitsmöglichkeiten am Augusta-Hospital vertraut zu machen. Die chirurgische Abteilung – einstmals die Arbeitsstätte Fedor Krauses – hatte 100 Betten, davon waren 11 Betten für die neurochirurgischen Fälle vorgesehen. Der Nachfolger Fedor Krauses, sein Oberarzt Heymann, als Rückenmarks-Chirurg in Berlin besonders geschätzt, hatte – er war Jude! – im Januar 1936 Suizid begangen.

Ich stand nun vor einer schwierigen Entscheidung. Fernab von den Universitäts-Kliniken der Charité gefiel mir diese Arbeitsmöglichkeit nicht sehr. Ich bat daher Prof. Magnus, den Nachfolger auf dem chirurgischen Lehrstuhl von August Bier, einen Schüler von König, um Rat. Magnus riet mir sofort energisch ab. Als ich ihn aber fragte, was ich denn nun machen sollte, die Würzburger Situation sei auf die Dauer unerträglich, riet er mir, ich sollte mich ans Kultusministerium wenden und mir einen Lehrstuhl in Berlin geben lassen. Meine Bedenken, ich umginge damit doch den üblichen akademischen Dienstweg: Dekan – Rektor – Kultusminister von Bayern – Fakultät in Berlin beachtete er nicht, sondern rief die beiden Referenten im Kultusministerium, die Herren Janssen und Fricke, sofort an.

Sie reagierten positiv und gaben mir sofort die Möglichkeit, ihnen, d. h. an entscheidender Stelle im Kultusministerium, das Problem genau vorzutragen. Die Herren hörten mich an und schlugen vor, daß ich in zwei Tagen wieder vorsprechen solle. Bis dahin hofften sie, sich über die Berliner Möglichkeiten einer neurochirurgischen Arbeitsstätte ausreichend unterrichten zu können.

Als ich dann wiederkam, schlugen sie mir zwei Möglichkeiten vor: Erstens eine Klinik in der Schumannstraße, eine gynäkologische Privat-Klinik, die gerade verwaist war. Sie hatte mit 120 Betten einen recht guten Zustand. Aber es stand auch eine zweite Möglichkeit zur Diskussion, nämlich die „Klinik am Hansaplatz", die zur Charité gehörte. Hier war im unteren Stockwerk eine neurologische Abteilung unter Prof. Paul Vogel untergebracht, die zur ersten Medizinischen Universitäts-Klinik der Charité, d. h. zu Prof. Siebeck gehörte. Im ersten Stock waren noch 40 Betten von Sauerbruch belegt, die er aber ohnehin hatte räumen wollen. Man sagte mir, sie könnten auf 60 Betten erweitert werden; die Operationssäle würden dann umgebaut, eine gemeinsame Röntgen-Abteilung für beide Kliniken sei vorhanden.

Das schien mir denn doch eine recht ideale Arbeitsmöglichkeit, nämlich zusammen mit einer neurologischen Abteilung unter einem Dach und mit einer gemeinsamen Röntgen-Abteilung zu arbeiten. Ich sagte also zu, und die daraufhin getroffenen Umbauten und Erweiterungen entsprachen meinen Wünschen.

Ein besonders dringliches Problem war die Einarbeitung von Schwestern in ein für sie vollkommen neues Arbeitsgebiet. Es wurden 5 Deutsche Rote Kreuz-Schwestern zu uns nach Würzburg geschickt, um sich mit Arbeitsmethoden und Problematik neurochirurgischer Patienten vertraut zu machen. Sie traten am 1. Mai 1937 ihren Dienst in Berlin an.

Zuvor hatte ich aber im Ministerium einen Wunsch geäußert: Bevor die Berufung ausgesprochen würde, bäte ich um ein Gespräch mit Prof. Sauerbruch in Gegenwart der Herren aus dem Ministerium. Entweder sei Sauerbruch dafür oder er sei neutral oder dagegen. Im letzten Falle würde ich auf die Berufung nach Berlin verzichten. Auf einen Telefonanruf der Herren des Ministeriums äußerte sich Sauerbruch in der üblichen drastischen Weise: Ich wisse ganz genau, daß er mich persönlich schätze und fördern wolle. Ich solle ein Ordinariat für Chirurgie bekommen, über Neurochirurgie seien wir nun einmal beide völlig verschiedener Ansicht! In diesem Fall aber wünsche er, daß ich trotzdem nach Berlin käme und die Hansa-Klinik übernähme.

Nach der Berufung machte ich meine Besuche bei den Fakultäts-Mitgliedern, so auch bei Sauerbruch, und hatte mit ihm von da ab ein persönlich sehr gutes Verhältnis. Ich besuchte ihn öfter, fragte ihn um Rat bei Problemen, bat um seine Unterstützung.

Im Januar 1937 hatten wir in London ein Treffen der Britischen Neurochirurgen-Gesellschaft. Ich konnte jetzt erfreulicherweise Mr. Geoffrey Jefferson von meiner Berufung nach Berlin berichten. Alle waren hocherfreut, daß nun auch in Deutschland und insbesondere in Berlin die moderne Neurochirurgie vertreten sein würde und damit einen entscheidenden Fortschritt einleiten könnte. Sie erklärten sich bereit, meinen Start durch einen Kongreß ihrer Gesellschaft 1937 in Berlin fördern zu helfen.

*Z.: Der Kongreß der Society of British Neurological Surgeons fand vom 29. Juni bis 3. Juli 1937 in Berlin und Breslau statt. Es wurde ein großer Erfolg. Nach einem festlichen Begrüßungsessen im Harnack-Haus der Kaiser-Wilhelm-Gesellschaft, an dem auch Sauerbruch und Herren der Fakultät teilnahmen, fand die wissenschaftliche Tagung am ersten Tag in der Sauerbruchschen Klinik in der Charité statt. Tönnis hatte erreichen können, daß Sauerbruch selbst voroperierte, nämlich einen Schilddrüsentumor. Am 2. Tag wurde dann in der Hansa-Klinik getagt, wo Tönnis seine Operationen vorwies. Am Abend fuhr die Gesellschaft dann nach Breslau, wo am 4.*

*Tag Otfrid Foerster einen großen Lebensbericht über seine Tätigkeit auf dem Gebiete der Hirntumoren gab. Am Abend vereinte ein festliches Essen im Hause Foersters die Gesellschaft bei köstlichsten Weinen. Die große Rede von Mr. Geoffrey Jefferson mit dem Ausdruck der Verehrung für Otfrid Foerster und den besten Glückwünschen für Wilhelm Tönnis wird jedem in der Erinnerung sein, wie auch die launige Ansprache von Fasiani-Mailand über die italienische Neurochirurgie, die noch ein „Bambino" sei, aber „cresca rapidamente", die also raschest wachsen würde. —*

Nur noch einmal konnten die Deutschen die Tagung der britischen Gesellschaft in Paris im Jahre 1938 besuchen, dann kam der Krieg.

*Z.: Der Alltag der neurochirurgischen Arbeit in der Hansa-Klinik hatte sich rasch eingespielt. Auch die wissenschaftliche Zusammenarbeit mit der neugegründeten Abteilung für Tumorforschung und Pathologie des Gehirns hatte schnell Leben gewonnen. Meist wurden die chirurgischen Assistenten für einige Monate nach Berlin-Buch ans Kaiser-Wilhelm-Institut delegiert, um die Grundlagen der Tumorpathologie zu lernen. Einzelne verbrachten längere Zeit mit wissenschaftlichen, meist experimentellen Arbeiten, so Danko Riessner aus Zagreb[1], der über den Hirndruck und die Hirnhernien arbeitete, der Schweizer George Perret[2], der eine interessante experimentelle Arbeit über die Massenverschiebungen des Hirns und die Ausbildung von Hernien im Experiment fertigstellte, Alfonso Asenjo[3], der bei Kornmüller experimentell die Carotis unterband und versuchte, die Folgen im EEG nachzuweisen.*

*Jeder Sonnabend aber vereinigte Klinik und experimentelle Abteilung in Buch. Durch freundschaftliche Beziehungen in der untersten Ebene war es gelungen, Prof. Rössle zu zeigen, daß die Arbeit über die Hirntumoren am Kaiser-Wilhelm-Institut wissenschaftlich ernst zu nehmen war und daß nur durch ein großes Autopsiematerial die anstehenden Pro-*

---
[1] Riessner D, Zülch KJ (1939) Dtsch Z Chir 253, 1–61
[2] Perret G (1940) Zbl Neurochir 5, 5–30
[3] Asenjo A (1939) Zbl Neurochir 4, 41–46

*bleme der Pathologie zu lösen waren, eine Auffassung, die von dem damaligen Prosektor, Herrn Prof. Hamperl, freundlichst und sehr breit unterstützt wurde.*

*So wurden auch von ihm alle Hirne der in der Hansa-Klinik verstorbenen Patienten unseziert nach Buch weiterdelegiert.*

*Sie wurden jeweils am Sonnabend von Prof. Spatz seziert, nachdem vorher mit den Klinikern gründlich die jeweilige Problematik des Falles besprochen und die neuroradiologischen Untersuchungen gezeigt worden waren.*

*Durch das Entgegenkommen des Herrn Prof. Hamperl, der eine Sammlung des Pathologischen Institutes zur Verfügung stellte, und durch die Überlassung einer weiteren großen Sammlung von Prof. Ostertag in Berlin konnte in Buch eine Schausammlung errichtet werden, in der dem Neurochirurgen die gesamte Pathologie des Gehirns vorgeführt wurde.*

*Hier muß eine kurze Beschreibung des Kaiser-Wilhelm-Institutes und der Hansa-Klinik erfolgen. Das Kaiser-Wilhelm-Institut in Berlin-Buch bestand aus einem für die damalige Zeit ungewöhnlich stattlichen Bau von sechs Stockwerken für die Laboratorien sowie je einem Wohnhaus für Direktor und Assistenten, sowie schließlich einer 60-Betten-Klinik. Es war von Oskar Vogt mit Unterstützung der Kaiser-Wilhelm-Gesellschaft und der Rockefeller-Stiftung errichtet worden. O. Vogt wurde aus politischen Gründen nach seiner Emeritierung 1937 nicht in seinem Amt verlängert, sondern Hugo Spatz zu seinem Nachfolger gewählt. Dieser berief Wilhelm Tönnis als Leiter einer Abteilung für Tumorforschung und experimentelle Pathologie des Gehirns. Die Abteilung nahm am 1. 4. 1937 die Arbeit auf.*

*Die Hansa-Klinik bestand ursprünglich aus einem Gebäudekomplex mit einer Ansammlung von zwei mehrstöckigen Mietshäusern, die auf einer Ecke zwischen zwei strahlenförmig von einem Platz (dem Hansa-Platz) abgehenden Straßen gelegen waren. Nach etwa 150 Metern wurde dieser Gebäudekomplex durch eine Reichsbahnstrecke abgetrennt, auf der als nächste zur Klinik die S-Bahn geleitet war. Das hieß, daß dort alle 2 Minuten (!) bis etwa 1.30 Uhr nachts je ein S-Bahn-Zug in beiden Richtungen geführt wurde. Dazu kamen die Personen- und D-Züge sowie die Güterzüge der Ost-West-Verbindung des damaligen Deutschen Reiches.*

*Mit der Übernahme der ursprünglichen, auf eine Hauslänge begrenzten Hansa-Klinik in die Hände der Deutschen Luftwaffe wurde gleichzeitig die Vergrößerung beschlossen, die dann bis zu der erwähnten Abgrenzung durch die Reichsbahn geführt wurde. Oberarzt Klug, der spätere Chefarzt der Neurochirurgischen Klinik des Knappschaftskrankenhauses Bochum-Langendreer beschreibt sehr drastisch, wie die Giebelwände dieser Häuser in Richtung auf die Bahnstrecke durchbrochen wurden, wie man dann verschieden hohe und verschieden breit gelegte Korridore miteinander verbinden mußte, wie es Steigungen und Engen, Winkel und Absätze, Brücken und Stufen gab, die dann einen Weg bis zur Bahnstrecke ergaben. Über allem lagen die Dachgärten der Hinterhäuser, die mittags und oft auch in den Abendzeiten für einen erholsamen Aufenthalt genutzt wurden.*

*Trotz dieser Verkehrs- und Gebäudeschwierigkeiten, die einem in den Reichsbahnstrecken-nahen Zimmern tatsächlich den Atem rauben konnten, wenn einer der schweren D-Züge direkt neben oder unter einem das Gleis zu passieren schien, ist diese Hansa-Klinik doch allen, die sie kannten, zu einer lieben Erinnerung geworden. –*

*Der erste große Höhepunkt im Leben der heranwachsenden deutschen Neurochirurgie war das große Referat von Wilhelm Tönnis 1937 in München[4], wo er eine Gesamtschau über das Fach aufgrund seiner Erfahrungen mit 596 operierten Patienten mit Hirntumoren gab. Die Übersicht basierte auf einer einheitlichen Klassifikation der Tumoren nach dem modernen Bailey/Cushing-Schema. Tönnis stellte damals als eines der Hauptprobleme in der operativen Versorgung von Patienten mit Hirntumoren den erhöhten intrakraniellen Druck mit der Hernienbildung heraus. Dieses blieb über lange Jahre das Thema des Arbeitskreises um Tönnis.*

---

[4] Z Neur (1938) 161, 114

# VII

## KRIEGSEINSATZ

Mit Kriegsausbruch wurde ich zum Stab des Inspekteurs des Sanitätswesens der Luftwaffe, Generaloberstabsarzt Dr. Hippke, eingezogen. Ich erfuhr, daß ich als beratender Chirurg für die gesamte Luftwaffe eingesetzt wäre. Erst nach Tagen bzw. Wochen fand ich mich in das neue, mir zunächst völlig unverständliche Milieu. Die Sanitätsinspektion der Luftwaffe hatte bereits „motorisierte Sanitäts-Bereitschaften" aufgestellt, was allerdings zu gewissen Reibereien mit den entsprechenden Dienststellen des Heeres führte. Sie konnten dann durch den Kompromiß ausgeglichen werden, daß die Luftwaffe sich vornehmlich auf die Versorgung der Kopf-Hirnverletzten beschränkte. Für mich und meine Mitarbeiter hieß das eine ärztlich wie organisatorisch äußerst befriedigende Arbeit.

Ich erlebte als beratender Chirurg den Sanitätseinsatz im Polen-Feldzug. Doch hier wurden zum erstenmal in der Welt überhaupt Sanitätsflugzeuge zum Verwundeten-Transport eingesetzt.

Es ergaben sich folgende Probleme:
1. Welches sollte die erste Versorgung am Hauptverbandsplatz sein?
   a) Wie war die endgültige Versorgung geplant?
   b) Welcher Art war die vorbereitende Versorgung der Kopfwunden?
2. Wie war die Verträglichkeit des Lufttransportes?
3. Welcher Plan bestand für die endgültige Versorgung im Heimatlazarett?

4. Welcher Art war die Nachbehandlung, d. h. die Rehabilitation?

In dieser Phase der Vorbereitung stellte sich heraus, daß eine Enthaltsamkeit in der sofortigen Operation von Hirnschüssen bei diesem rasch vorwärts drängenden Bewegungskrieg das Richtige war. Weiter erwies sich in immer größeren Entfernungen ein rascher Abtransport möglichst in eine Fachabteilung eines Heimatlazarettes als die beste Lösung. Hierbei bewährte sich der Transport mit Sanitätsflugzeugen außerordentlich. Es wurden von den Hauptverbandsplätzen der Ostfront die Verwundeten direkt an die Neurochirurgische Klinik Breslau (Prof. Stender) transportiert oder direkt nach Berlin in die Hansa-Klinik. Sie haben den Lufttransport nicht nur ohne Ausnahme gut vertragen, sondern verdanken ihm zum großen Teil auch den weiteren glücklichen Ausgang. Der Unterschied zwischen den nicht operativ versorgten und den nur anoperierten Patienten mit Hirnschüssen war im weiteren Verlauf überraschend: bei den anoperierten Kopf/Hirn-Verwundeten bestand überall bereits ein Prolaps. Röntgenologisch fanden sich zahlreiche Knochensplitter und Metallsplitter in der Tiefe des Hirns. Die Wunden waren durchweg schwer infiziert.

Nur durch sofortige Erweiterung der Knochenlücke, Ausräumung der Hirnwunde mit dem Sauger und Entfernung der Fremdkörper (Offenhalten der Wunde durch Einlegen eines Prontosil-Sulfonamid-getränkten Mikulicz-Tampons bei täglichen Lumbalpunktionen) ließ sich die Infektion beherrschen.

Anders war der Verlauf bei nicht operativ versorgten Fällen. Hier floß zwar aus der Hirnwunde zertrümmertes Hirngewebe ab, es konnte dagegen nicht zu einem Prolaps kommen, da die eingesprengten Knochensplitter das Vordringen des Hirns durch die Knochenlücke verhinderten. Die endgültige Versorgung konnte also erst etwa 6–8 Tage nach der Verwundung durch radikale Ausräumung der Hirnwunde durchgeführt werden. Hier entstand eine völlig gesäuberte glatte Wundhöhle, die mit einem Prontosil-getränkten Tampon ausgefüllt und durch zahlreiche Lumbalpunktionen offengehalten werden konnte. Wenn sich nach einigen Tagen keinerlei Absonderungen erkennen ließen, wurde die Weichteillücke durch seitliche Hautlappenverschiebung nach Anfrischung der Wundränder fest verschlossen. So wurde dann der als Ziel der Behandlung immer erstrebte völlige Wundverschluß noch sekundär erreicht. Der Wert dieser Richtlinien ließ sich durch Vergleich einiger Serien sicher beweisen (s. die entsprechenden Veröffentlichungen von Tönnis im Anhang).

*Der Lufttransport:* Hier sollen noch einige Bemerkungen über den Lufttransport von Verwundeten folgen. Im Schrifttum vieler Länder und auf 3 internationalen Kongressen war er eingehend erörtert worden. Einigkeit bestand in der unbedingten Ausschaltung aller Verwundeten im Schock oder Kollaps. Strittig blieb der Einfluß der Flughöhe bzw. der Luftdruckverminderung und Temperaturerniedrigung bei Brust-, Bauch- und Hirnverletzten.

Bei dem Einsatz im Osten legten wir uns die Frage vor, in welcher Hinsicht denn überhaupt einem Verwundeten oder Kranken aus dem Lufttransport Gefahren drohen könnten. Es ergaben sich zwei Möglichkeiten:

1. Die Erniedrigung des Luftdruckes könnte bei größeren Knochen- oder Duralücken zum Hirnprolaps führen, bei Bauchschüssen zu vermehrter Gasbildung mit Auftreibung des Leibes. Hier drohte durch Zwerchfellverlagerung thorakalwärts evtl. eine Verkleinerung der Atemfläche der Lungen. Diese Störungen aber waren erst in Höhen von 3000–4000 m zu erwarten und kamen somit praktisch für uns nicht in Betracht.
2. Dagegen beanspruchte eine zweite Gefährdungsmöglichkeit, der mehr oder weniger große Blutverlust, unsere besondere Aufmerksamkeit. Wir mußten mit Behinderungen im Anpassungsvermögen oberhalb der praktisch nur in Betracht kommenden niederen Flughöhen von 1300 m rechnen. Diese Überlegungen haben sich beim Lufttransport von rund 2000 Verwundeten und Kranken aus Polen nach Deutschland auch als richtig erwiesen. Aber die einzigen bedrohlichen Störungen, die wir beobachten konn-

ten, waren die Erscheinungen aus dem Bereich der Höhenkrankheit.

Noch einmal möchte ich betonen, daß der Lufttransport gegenüber dem Bodentransport (Kranken-Kraftwagen, Lazarettzug) außerordentlich schonend ist:
a) durch die kurze Transportzeit,
b) durch die wesentlich geringeren Erschütterungen.

Die Fortschritte in den Behandlungsergebnissen durch den Lufttransport waren unbestreitbar

# VIII

DIE ORGANISATION DER NEUROCHIRURGISCHEN
VERSORGUNG DER HIRNVERLETZTEN IM HEIMATGEBIET

*Das Luftwaffen-Lazarett Berlin:* Bereits in den ersten Tagen des zweiten Weltkrieges wurde die Neurochirurgische Univ.-Klinik (Hansa-Klinik) durch den Chef des Stabes der Luftwaffen-Inspektion, den damaligen Oberstarzt Schröder, besucht und offiziell im Gebäude der Hansa-Klinik das „vorgezogene Luftwaffen-Lazarett Berlin-Fronau" eingerichtet. Die Neurochirurgische Klinik übergab dem Lazarett den gesamten Operationsbetrieb sowie die Röntgenabteilung und ihre Krankenabteilungen bis auf 5 Betten, die Neurologische Klinik stellte das klinische Laboratorium und die Krankenabteilung bis auf 14 Betten zur Verfügung. Die beiden Poli-Kliniken bestanden jedoch auf Verlangen des Reichserziehungs-Ministeriums weiter. Außerdem behielt die Charité das Recht, alle vom Lazarett nicht belegten Betten mit Zivilkranken zu belegen.

Mitte September 1939 begannen die Vorarbeiten zur Vergrößerung des Lazarettes. Die noch an Untermieter vergebenen beanachbarten Häuser wurden evakuiert, die Operationssäle erweitert und umgebaut. Im Oktober konnte das Lazarett eröffnet werden. Die ärztliche Leitung blieb dem beratenden Chirurgen des Luftwaffen-Inspekteurs, d. h. dem früheren Direktor der Hansa-Klinik, nämlich mir erhalten.

Während des Umbaus, d. h. in der Zeit des Polen-Feldzuges, war ich zur Luftflotte IV kommandiert, um die Verträglichkeit des Lufttransportes bei den einzelnen Verletzungsarten zu untersuchen. Erst Ende September 1939 kamen die ersten Hirnverletzten des Polen-Feldzuges nach Berlin.

In der Zeit zwischen den Feldzügen 1939/1940 wurde das Lazarett dazu benutzt, um die dorthin kommandierten Chirurgen und Neurologen für die Versorgung von Hirn-, Rückenmarks- und Nervenverletzten auszubilden und für den Einsatz bei neuen Kampfhandlungen eine „Hirnchirurgen-Gruppe" aufzustellen. Dazu wurde eine „Neurochirurgische Abteilung" unter dem Unterarzt Doz. Dr. Fischer-Brügge und eine „Neurologische Abteilung" unter dem Unterarzt Dr. Rehwald eingerichtet. Bei der Besichtigung des Lazarettes durch den Luftwaffen-Sanitäts-Inspekteur wurde auch die wichtige Frage der Nachbehandlung der Hirnverletzten besprochen. Auf meinen Vorschlag wurden Versuche einer sportlichen Belastung im Reichssportfeld durchgeführt, das zu einem Rehabilitations-Zentrum ausgebaut werden sollte. Nach positivem Verlauf dieser neuen Behandlungsweise wurde die neurologische Abteilung in das Reichssportfeld verlegt, da dazu die Bettenzahl und die Räume der Hansa-Klinik nicht mehr ausreichten.

### Norwegen-Feldzug / Frankreich-Feldzug April/Mai 1940

Im April 1940 trafen die ersten in Norwegen bereits versorgten Verwundeten in Berlin ein, Mitte Mai wurde dann eine größere Zahl von Fallschirmjägern nach den Kämpfen um Rotterdam und das Fort Eben-Emael eingeliefert, u. a. der verwundete General Student. Zunächst war ein Flugzeugtransport nach Berlin vorgesehen. Als ich aber kurze Zeit später nach Brüssel kam, ließ ich ein Sonderlazarett für die Kopfverletzten vorsehen: das Hôpital Français.

Hier muß ich auf meine Begegnung mit Prof. Martin zu sprechen kommen. Ich besuchte ihn, als ich zum erstenmal nach Brüssel kam, da ich ihn von früheren Kongressen der Britischen Neurochirurgen-Gesellschaft kannte. Ich erkundigte mich nach den Arbeitsmöglichkeiten für ihn und seine Kollegen, sie waren alle durch die Beschlagnahme der Krankenhäuser als Wehrmachtslazarette ohne die Möglichkeit klinischer Tätigkeit. Ich habe erreicht, daß in einer gemeinsamen Besprechung die Versorgung der zivilen Kranken wieder gesichert wurde. Prof. Martin suchte vergeblich nach seiner Frau und seinem Vater, die geflüchtet waren, und mit denen er keine Verbindung mehr hatte. Wir fanden sie an der holländischen Grenze. Martin war überglücklich. Bei den ersten Kongressen der Englischen Gesellschaft nach dem Kriege hat Sir Geoffrey Jefferson mein Bemühen um die Kollegen und ihre Familien hervorgehoben und gerühmt.

Anfang Juni 1940 besichtigte der Luftwaffen-Sanitäts-Inspekteur mit mir das Fachlazarett in Brüssel, das uns geeignet erschien. Wenige Tage später startete die erste Hirnchirurgengruppe mit 3 Sanitäts-Offizieren, 2 Operationsschwestern, 2 Sanitäts-Dienstgraden von Berlin nach Brüssel. Die in Brüssel primär versorgten Verwundeten wurden dann später mit Sanitäts-Flugzeugen nach Berlin gebracht; ebenso gelangten im August des Jahres Verwundete vom Luftwaffen-Lazarett Paris-Clichy und später auch von den im September im Luftwaffen-Lazarett Amsterdam eingerichteten Fachabteilungen nach Berlin in die Hansa-Klinik. Dadurch wurde dort erneut eine Erweiterung des Luftwaffen-Lazarettes notwendig. Vorübergehend konnte das Luftwaffen-Lazarett Stolpmünde mitbenutzt werden. Im März 1941 wurde das „Sanatorium" Tegel ebenfalls als L-W-Lazarett-Abteilung eröffnet und späterhin als Abteilung für periphere Nervenverletzungen ausgebaut. Im März 1941 fand die erste wissenschaftliche Veranstaltung im Reichssportfeld vor geladenen Fachleuten des Heeres, der Marine und der Luftwaffe statt, wobei zum erstenmal die Nachbehandlung der Hirnverletzten gezeigt und in Referaten besprochen wurde.

*Rehabilitation ist dringend erforderlich:* Für die Rehabilitation *aller* Verletzungsarten hatte sich der Sport als Nach- und Übungsbehandlung als unentbehrlich erwiesen. Bisher schienen nur die folgenschweren Hirnverletzungen eine Ausnahme zu machen. Örtlich begrenzte Ausfälle wie Lähmungen von Gliedmaßen usw. wurden zwar durch Heilgymnastik und Einzelsport behandelt. Den Allgemeinstörungen aber, die größtenteils seelischer Art waren, versuchte man lediglich durch Fernhaltung von körperlichen und seelischen Belastungen in länger dauernden Kur-Aufenthalten entgegenzuwirken. Die Erfolge dieser Behandlung waren nicht überzeugend. Ein rascher Versuch der Eingliederung danach führte nicht selten zu baldigem leistungsmäßigen und dadurch bedingtem seelischen Versagen. Viele Hirnverletzte wurden auf die Dauer dadurch von einer Wiedereingliederung in den Arbeitsprozess ausgeschlossen. Nur eine den jeweiligen Leistungsmöglichkeiten angepaßte, sich langsam steigernde körperliche und seelische Belastung konnte zu einer Steigerung der Leistungsfähigkeit führen, die je nach der Schwere der Verletzungsfolgen früher oder später auch eine berufliche Belastung ermöglichte.

Aus diesen Erwägungen heraus haben wir bereits im Winter 1939/40 die ersten Hirnverletzten dieses Krieges systematisch durch Leibesübungen und verschiedene Sportarten, z. B. Schwimmen etc. trainiert und „belastet". Die Anlagen des Reichssportfeldes und später auch die Reinickendorfer Kaserne der Luftwaffe boten hierzu die besten Voraussetzungen. Leibesübungen, Schwimmen, Hydrotherapie bewirkten eine Steigerung der allgemeinen körperlichen und seelischen Spannkraft; bestimmte Sportarten, vor allem Ballspielen, konnten als eine direkte Übung der Konzentration, Aufmerksamkeit und Reaktion angesehen werden. Entgegen früheren Vorteilen haben wir Schädigungen von Hirnverletzten durch den Sport nicht beobachtet. Daß vorübergehende Kopfschmerzen auftraten, war bekannt, sie konnten aber den Ablauf der Rehabilitation nicht ernsthaft stören. Hinsichtlich chirurgischer Spätfolgen konnten verdächtige Fälle von Belastungen zeitweilig ferngehalten werden oder standen unter besonderer Aufsicht[1]. Bei unseren Verwundeten handelte es sich größtenteils um neurochirurgisch einheitlich versorgte oder zum mindesten von uns chirurgisch nachbehandelte Fälle, deren Hirnbefund und Wundheilungsverlauf bekannt war.

Eine Tatsache verdient zum Schluß aber noch besonders hervorgehoben zu werden: Jedem Hirnverletzten wurde durch die sportliche Belastung das für ihn eindrucksvolle und sicher auch nachhaltige Erlebnis seiner eigenen noch vorhandenen und wieder wachsenden Leistungsfähigkeit vermittelt (Einzelheiten s. auch Pittrich[1]).

[1] Pittrich H (1942) Zbl Neurochir 7, 44–55

# IX

## DIE SANITÄTSBEREITSCHAFT (MOTORISIERT)

Im West-Feldzug wurden die Hirnverletzten in der zweiten Hälfte – wie ich oben berichtete – von Brüssel aus betreut und dann nach Berlin zurückgeflogen. Um diese Zeit traf ich auf einer gemeinsamen Besichtigungsreise zu den am Atlantik gelegenen, im Aufbau befindlichen Lazaretten auch Prof. Kirschner. Kirschner beeindruckte mich als Mensch, als Wissenschaftler und als Fachmann. Er war sicher damals einer unserer größten Chirurgen.

Während des Balkan-Feldzuges im Frühjahr 1941 versuchte ich von Wien und später von Bukarest und Saloniki aus die neurochirurgische Versorgung des dort eingesetzten Fliegerkorps zu organisieren. So war in Athen ein Lazarett geplant und aufgebaut worden, wo neben den Deutschen auch etwa 2000 griechische Verwundete betreut werden konnten. Die Sanitäts-JUs haben in diesem unwirtlichen Gelände bei den großen Entfernungen und den unwegsamen Straßen sich beim Transport wieder einmal großartig bewährt.

Nach Beginn des Afrika-Feldzuges mußten wir dann noch versuchen, auch dort Auffangstellen für die ZNS-Verwundeten zu schaffen. Diese wurden dort mit den beratenden Ärzten des Heeres gemeinsam organisiert.

In Athen hatten wir von den Kämpfen in Kreta erfahren, wohl bisher dem härtesten Kampfplatz dieses Krieges. Dort war auch unser Hamburger Kollege Generalarzt Lottig (ein Nonne-Schüler und früherer Neurologe in Hamburg-Eppendorf) gefallen. Wir hörten immer wieder von diesen schweren Schicksalen, wo die eben Abgesprungenen gleich nach dem

Sprung einen Brust- oder Bauchschuß bekamen und dann dazu noch im Artillerie- und MG-Feuer landeten, so daß sie von den nicht verwundeten Kameraden nicht oder nur mit Mühe geborgen werden konnten. General Student traf ich auf Kreta und war sehr erleichtert zu hören, daß er nach der schweren Hirnverwundung von 1940 den Einsatz überlegen und bei guter Gesundheit hätte leiten können.

*Z.: Die wissenschaftliche Bearbeitung der Probleme der Infektion der Hirnwunde begann schon mit der spezialisierten Versorgung der Hirnverwundeten in Brüssel. Die Abteilungen von Spatz und Tönnis im Kaiser-Wilhelm-Institut bearbeiteten evtl. anfallende Autopsien in enger Zusammenarbeit mit den klinischen Einheiten, die bald für diesen Zweck zu einer Zentralstelle zusammengefaßt wurden, der sogenannten „Forschungsstelle". Eine Reihe grundlegender Arbeiten sind damals von Buch aus meist im Zentralblatt für Neurochirurgie oder von der „Forschungsstelle" veröffentlicht worden (Noetzel 1940, E. Fischer 1941, Spatz 1941, Zülch 1941, Sorgo 1942, Irsigler und Südhof 1943, Tönnis 1943, Kyrieleis 1943)[1] (s. auch S. 61).*

*Für den Vorgang der Behandlung der infizierten Hirnwunde spielte eine durch die Terminologie auch besonders amüsante und eindrucksvolle Technik eine Rolle, die im Jargon unter die Devise gestellt wurde: Hie „Tintenfisch" (Tönnis, Luftwaffe), da „Badeschwamm" (Peiper, Heer).*

*Penicillin stand zur Behandlung der Hirninfektion noch nicht zur Verfügung. Tönnis selbst hat in seinen Kapiteln darauf hingewiesen, wie stolz man war, durch bestimmte Wege der Liquorbehandlung („Ausblasung") und des Einsatzes der für die Deutschen einzig zur Verfügung stehenden Sulfonamide die Unterdrückung der Infektion zu erreichen.*

*Wenn einmal die Hirnwunde gegen das übrige Hirn abgeschlossen war, d. h. sich am Rande eine feste Verwachsungszone gegen den Arachnoidalraum gebildet hatte, dann ge-*

---

[1] Noetzel H (1940) Zbl Neurochir 5, 281–294; Fischer E (1941) Zbl Neurochir 6, 232–274; Spatz H (1941) Zbl Neurochir 6, 162–212; Zülch KJ (1941) Zbl Neurochir 6, 212–232; Sorgo W (1942) Zbl Neurochir 7, 73–109; Irsigler FJ, Südhof H (1943) Zbl. Neurochir 8, 32–106; Tönnis W (1943) Zbl Neurochir 8, 1–5

lang es oft durch Liquorentlastung den Wundboden zum Einsinken zu bringen, damit dann die eitrigen Sekrete rascher nach außen abfließen konnten. Hier benutzte Tönnis eine Drainage durch den sogenannten „Tintenfisch", d. h. einen stärkeren kurzen Gummischlauch mit relativ fester Wand, der außen in die Wunde eingefüht wurde und an dem einzelne Laschen aus Handschuhgummi angebracht waren, die in die Tiefe der Wunde reichten und das Abfließen des Sekretes garantieren sollten.

Peiper hingegen benutzte zur Offenhaltung des Wundbettes entsprechende Stücke von Gummischwamm, die zurechtgeschnitten und in die eingefallene Wundhöhle eingeführt wurden, was täglich nach einer entsprechenden Liquorpunktion möglich war.

Man muß wohl hier sachlich feststellen, daß die Behandlung mit dem Gummischwamm (die übrigens vor einigen hundert Jahren bereits erfolgreich angewandt wurde; Einzelheiten s. Zülch 1972[2]) doch wohl erfolgreicher war, weil die Schwammasse das Zusammenfallen der Wundhöhlen verhinderte und die Drainage besser ermöglichte als der „Tintenfisch".

---

[2]Zülch KJ (1972) Zbl Neurochir 33, 229–230

# X

## DER FELDZUG IN RUSSLAND

Am 22. Juni 1941 begann der Rußlandfeldzug. Pläne existierten nicht, und genügende Vorbereitungen für einen Einsatz von Neurochirurgen-Bereitschaften waren offensichtlich in den Stäben nicht getroffen worden. Wir strebten daher zunächst eine Arbeitsstätte im Rahmen der Luftflotte des Generalfeldmarschalls Kesselring an, dessen Unterstützung wir erwarten konnten. Da inzwischen in Posen schon mein Freund Oberstarzt Bürkle de la Camp in einem Heeres-Lazarett mitten in der Arbeit war, konnten auch wir dort ein im Bau befindliches Baracken-Lazarett in der „Tannenbergstraße" mit entsprechenden Einrichtungen, Operationsräumen und Krankenzimmern für die Luftwaffe aufbauen. Schon nach wenigen Tagen kamen die ersten Verwundeten. Tag für Tag fielen die Transport- und Sanitäts-JUs ein, die an einem Tag bis zu 15 Kopfverletzte einlieferten. Bald standen die Gänge voll von gerade ausgeladenen Verwundeten; es mußte sofort mit den Operationen begonnen werden. Die alten Mitarbeiter Dr. Otto, Dr. Fischer-Brügge, Doz. Müller und Prof. Kyrieleis arbeiteten mit. Neben der notwendigen allgemeinen Hilfe waren auch Neurologie und Ophthalmologie durch sie gut vertreten.

Nun aber kam nach einer Woche die größte Überraschung: eines Abends stand Klaus-Joachim Zülch, körperlich völlig erledigt, mit einer großen Gipsschiene am linken Arm in der Uniform eines Panzeroffiziers vor uns. Er hatte von Prof. Scheller in Brest-Litowsk erfahren, daß wir in Posen arbeiteten und sich in zwei Tagen teils mit Pkw, teils mit JU 52 zu uns durchgeschlagen.

Z.: Verwundung 300 km jenseits Brest-Litowsk durch Infanterie-Durchschuß des linken Ellenbogens bei Verwundeten-Bergung. Schußbruch, Arterienabriß. In Brest-Litowsk durch Scheller weiter nach Posen dirigiert, aber die Transport-JU sollte nach Salzwedel fliegen. Der Pilot reagierte auf meine (fingierte) Aussage, der Arm müsse sofort amputiert werden, mit Landung in Posen. Dort stand schon ein Sanka bereit, da wir durch Funk angemeldet waren. Bei Eintreffen im Lazarett die tröstende Bemerkung von Tönnis (nach 6 Tagen Vormarsch in der Panzerspitze und 2 Tagen Pkw-Transport durch Rußlands Straßen): „Ach, Zülch, Sie sind das selbst! Ich dachte, Sie bringen uns Hirnverletzte...". So hart waren damals die Sitten und Gebräuche.

Der Vormarsch ging dann rasch weiter, und der nächste Sprung nach vorne führte uns nach Orscha, wo ein großes dreistöckiges Haus als Lazarett ausgesucht worden war. Es wurde von Arbeitsdienst und hilfswilligen Russen gesäubert, und sofort konnte die Arbeit begonnen werden. Schon in den ersten beiden Tagen gelang es uns, 10 Verwundete zu operieren, die nach Posen weitergeflogen wurden. Trotz der grausigen Erlebnisse mit den völlig Erschöpften und Verwundeten mit den infizierten Wunden und Prolapsen hatten wir auch manche stille Freude und Genugtuung. So konnten wir die ersten 6 Fälle mit Meningitis nach Schußverletzung durch eine Sulfonamid-Behandlung und „Liquorausblasung" durchbringen (Z.: *in Deutschland gab es damals noch kein Penicillin!).*

Das Lazarett in Orscha war natürlich in kurzer Zeit vollgelaufen, insbesondere nachdem wir zwei Sanitäts-„Störche" hatten.

Z.: Der „Fieseler-Storch" war ein einmotoriges Allzweck-Flugzeug, das zum Verwundeten-Transport benutzt wurde und auf jedem Feld landen konnte; diese Maschinen flogen zur Front und konnten die Hirnverletzten in zwei Stunden in das rückwärtige Lazarett bringen: so war es ein ideales Arbeiten.

Dies war der erste Schritt auf dem Wege, der heute durch den Einsatz der Hubschrauber als selbstverständlich betrachtet wird. Denn durch den Einsatz dieser „Störche" konnte ich oft bis zu 15 oder 20 Fälle an einem Tage operieren. In diesen vorgeschobenen Lazaretten hatten die Schwestern natürlich eine schwere Arbeit, waren müde, aber, wie immer, guter Dinge. Alle Fachärzte hatten sich neben ihren Sondertätigkeiten auch noch um An- und Abtransport der Verwundeten zu kümmern.

Das Lazarett Orscha mußte dann auf 70 Betten vergrößert werden, trotzdem waren bald alle Gänge wieder mit Betten belegt.

*Z.: Inzwischen ging „rückwärts" die Arbeit in Posen weiter. Am Tage der Abreise der Bereitschaft nach Orscha hatte Doz. Dr. Müller dem noch „schwerleidenden" Berichterstatter (s. seine Arbeit über den Nervenschußschmerz, Z ges Neurol 175, 88, 1942) an die 22 Krankengeschichten in die Hand gedrückt mit dem tröstenden Satz: „Sie übernehmen die Station". Sicher war das die beste Form einer psychischen Rehabilitation nach dem angelsächsischen Motto: From bed to job – vom Krankenbett wieder in die Arbeit hinein. In dieser Zeit in Posen hat der – leider dann zu früh verstorbene – Fischer-Brügge seine wertvollen Beobachtungen über den Verlauf der infizierten Hirnwunde machen können und seine großen Arbeiten über den Hirnabszeß und den Hirnprolaps geschrieben (s. Zentralbl Neurochir (1949) 9, 18).*

# XI

## EIN ALLTAG BEI DER ARBEIT

Hier soll einmal ein kurzer Bericht über den Einsatz an einem beliebigen Tag des Feldzuges im Kaukasus 1942 folgen, um einen Eindruck von dem Alltag unserer Arbeit zu geben. Die Sanitäts-Bereitschaften 2/VIII und 4/XVII waren in Armavir untergekommen. Wir fanden ein großes Schulgebäude am Flugplatz, das die Russen schon als Luftwaffen-Lazarett eingerichtet hatten. Die Hitze dort war einfach unvorstellbar. Der Gang durch das Haus oder nur eine Mahlzeit kosteten Seen von Schweiß. Dazu kam, daß wir bei so weit vorgeschobenem Einsatz uns nicht auf die Hirnchirurgie beschränken konnten, sondern Verwundete mit jeder Verletzung aufnehmen mußten, also auch allgemeinchirurgisch tätig waren.

Im September 1942 konnten wir weiter vorrücken nach Pjatigorsk. Unsere Kolonne in 4 Pkw fuhr bei schönstem Wetter und leidlich guten Straßen durch dieses wunderschöne Land. Wir trafen bei Dunkelheit ein, fanden eine leere Schule ohne jedes Möbelstück, nur mit leeren Bettstellen versehen. Also ging das „Organisieren" los, was allen Freude machte. Als der Generalarzt und die Feldoberin nach einigen Tagen zur Besichtigung kamen, fanden sie ein völlig eingerichtetes, bereits mit 76 Verwundeten belegtes Lazarett vor. Die Feldoberin meinte zu den Schwestern, „sie hätte so etwas noch nicht gesehen, wie wir erst in Armavir und dann hier in Pjatigorsk ein Lazarett mit solcher Schnelligkeit aufbauen und arbeitsfertig hätten machen können". Unter unseren Verwundeten waren auch Rumänen, darunter einige Volksdeutsche, die dann als Dolmetscher gute Dienste leisteten.

Wieder einmal erschien auch K. J. Zülch überraschend. Sein Panzerregiment lag jenseits des Terek in der Steppe. Er hatte gehört, daß wir in Pjatigorsk arbeiten würden und kam diesmal mit dem linken Arm voller Splitter, aber das schien ihm völlig ohne Belang zu sein. Er berichtete von einem merkwürdigen Fieber bei seinen Männern, das man ärztlicherseits noch nicht hatte klären können. Auch wir hatten einige Erkrankungen, und bei dem Ausfall einiger Schwestern und Ärzte blieb schließlich die ganze Verantwortung auf der unermüdlichen Schwester Gertraud hängen, die es aber mit einer bemerkenswerten Ruhe schaffte.

Hemmend für den Prozeß der Gesundung war hier die unheimliche Hitze, unter der besonders die Hirnverletzten mit psychischen Funktionsstörungen litten. In diesem Lazarett bewährte sich Stabsarzt Forker besonders gut.

*Z.: Dieser ausgezeichnete Arzt ist kurz nach dem Kriege von der amerikanischen Besatzungsmacht „auf der Flucht" erschossen worden. Er hatte einem anständigen Soldaten der Waffen-SS geholfen, seine Blutgruppentätowierung am Arm loszuwerden – an der SS-Soldaten erkannt wurden – und war deswegen verhaftet worden.*

# XII

DIE FORSCHUNGSSTELLE FÜR HIRN-, RÜCKENMARKS- UND NERVENVERLETZUNGEN

Bei einer Besprechung im April 1941 wurde dem Sanitäts-Inspekteur die Errichtung einer Forschungsstelle für Hirn-, Rückenmarks- und Nervenverletzungen unter meiner Leitung vorgeschlagen. Sie wurde als eine eigene Abteilung dem Luftwaffen-Lazarett Berlin angeschlossen. Diese Forschungsstelle sollte das gesamte Krankengeschichten-, Röntgen- und Filmmaterial, insbesondere die angefallenen verschiedenen Typen der Verletzungen, sammeln und wissenschaftlich bearbeiten. Außerdem sollten sich dabei ergebende neue Probleme herausgestellt und evtl. zur Lösung an die Sanitätsbereitschaften weitergegeben werden. Neue Methoden wie die Elektroencephalographie und andere physikalische und chemische Untersuchungen sollten getestet werden.

Schließlich sollte eine Dokumentation der Lichtbild- und Filmaufnahmen durchgeführt werden, um die klinische und wissenschaftliche Bearbeitung der verschiedenen Verletzungsbilder bzw. Operationen und der verschiedenen Stadien der Nachbehandlung in einwandfreier Weise festzuhalten. Diese sollten dann den entsprechenden interessierten Abteilungen für die operative Behandlung sowohl an den Luftwaffen- wie auch an den Heeres-Lazaretten baldigst zum Unterricht zur Verfügung gestellt werden.

Einige dieser Filme sind in Köln erhalten geblieben.

Aus der wissenschaftlichen Arbeit der Forschungsstelle sei hier herausgestellt der Versuch, in einer eigenen inneren Abteilung am Luftwaffen-Lazarett Berlin-Reinickendorf und später in Bad Ischl Hirnverletzte auf Störungen der Kreislauf-, Temperatur- und Stoffwechselregulation durchzuuntersuchen, um so auch eine Reihe unklarer Fragen der Diagnostik und Therapie zu klären. Besonders sollte auch die „Hirnleistungsschwäche", die wir als vorübergehende oder dauernde Folge der offenen und der gedeckten Hirnverletzungen beobachteten, näher erforscht und eine evtl. Lokalisation des Schadens aufgedeckt werden.

Wünschenswert erschien bei dieser Arbeit der Forschungsstelle neben den Chirurgen und Neurologen auch Neuropathologen als Mitarbeiter zu gewinnen. Die zahlreichen Arbeiten beweisen, daß die Neuropathologie an der Erforschung der Pathogenese lebensgefährdender Störungen im Wundverlauf interessante Beiträge hat liefern können. Hier möchte ich vor allem auch die Mitarbeit von Prof. Hugo Spatz herausstellen, der nicht nur in den Arbeiten der Sanitätsbereitschaft mot. aufging, sondern daneben interessante Krankheitsbilder durch Sektion des Gehirns aufklären konnte. Mit ihm wurden dann die einzelnen Phasen des klinischen Verlaufes und der operativen Versorgung diskutiert.

Ein ausgezeichneter Lehrfilm wurde 1943 bei der Versorgung von 14 Patienten mit Hirnschüssen gefilmt und aus diesem Streifen ein Lehrfilm: „Die operative Versorgung von Schußverletzungen des Gehirns im Frontbereich" zusammengeschnitten, der in einer Kopie allen Luftflotten und Luftgauen zur Anleitung der Chirurgen zugesandt wurde.

Als Hauptarbeitsgebiet stellte sich dann der Forschungsstelle besonders die Untersuchung der Hirnstammschädigung im Gefolge von offenen und gedeckten Schädelverletzungen. Es hatte sich frühzeitig herausgestellt, daß viele Verwundete nicht an einer *direkten* Hirnstammverletzung, sondern an den Folgen einer Hirndrucksteigerung gestorben waren und daß vom pathologischen Anatomen eine makroskopische Todesursache nicht angegeben werden konnte. Klinisch mußte man also als Todesursache eine Störung der „zentralen" Regulationszentren annehmen. Auch hier hat die Forschungsstelle reiches Material gesammelt, das allerdings wegen des nahen Ausgangs des Krieges nicht mehr weiter bearbeitet werden konnte.

Nach dem Frankreich-Feldzug wurde auf dem Afrika-Schauplatz in Catania eine Abteilung unter Leitung von Marine-Oberarzt Schmidt (dem früheren Oberarzt der Hansa-Klinik) eingerichtet. Während des Balkan-Feldzuges war die Hirnchirurgen-Gruppe I in Athen eingesetzt. Mit Beginn des Rußland-Feldzuges wurde diese Hirnchirurgen-Gruppe sofort nach Posen in Marsch gesetzt. Im weiteren konnten dann die Fachabteilungen des Luftwaffen-Lazarettes Paris-Clichy nach Bukarest verlegt werden, die Fachabteilung Catania nach Dorpat.

Von all diesen Abteilungen für die Erstversorgung wurden die versorgten Verwundeten mit Flugzeugen nach Berlin verlegt. Da dies z. B. 1900 Verwundete allein von der in Orscha arbeitenden Hirnchirurgen-Gruppe I waren, bestand schließlich keine Möglichkeit mehr, alle Erstversorgten Verwundeten auch in Berlin nachzubehandeln. Die Hansa-Klinik konnte nicht mehr erweitert werden, das gleiche galt für das Rehabilitationszentrum im Reichssportfeld. Daraufhin wurde die Kaserne des Regiments General Göring zur Verfügung gestellt und dort ein Lazarett von 1500 Betten eingerichtet, das bis zur allgemeinen Räumung von Berlin (s. unten) mit seinen Sporteinrichtungen hervorragende Dienste geleistet hat.

# XIII

DER BOMBENKRIEG IN DEUTSCHLAND

Ende Juli 1943 machte der Großangriff auf Hamburg Deutschland zum erstenmal mit den Flächenzerstörungen größten Ausmaßes bekannt. Anfang August gab daher Propagandaminister Goebbels den Befehl aus, Berlin von Lazaretten, Krankenabteilungen und Altersheimen soweit wie möglich zu räumen, außerdem empfahl er das Verlassen von Berlin für Frauen und Kinder. Wir suchten als neue Unterkunft für unser Lazarett Bad Ischl in Österreich aus, das durch den völligen Ausfall des Fremdenverkehrs im Kriege über zahlreiche leerstehende, gut eingerichtete Hotels und Kurheime verfügte. So kamen wir wieder zu einer zentralen Lazarettstadt, die alles umfaßte: von der Erstversorgung bis zur Nachbehandlung. Danach gelangten wieder die Verwundeten von allen damaligen Frontabschnitten, besonders des Ostens, zu uns. Die Hansa-Klinik wurde dann bei einem Großangriff am 23. November 1943 gegen das Hansa-Viertel völlig zerstört, ebenso wie auch die Reinickendorfer Kaserne.

*Z.: Die großzügigen Möglichkeiten von Bad Ischl mit der Unterbringung aller Spezialitäten der Neurofächer gaben noch einmal die Gelegenheit zu einem fast friedensmäßigen Arbeiten. Der hohe Stand der erreichten medizinischen Technik wurde auf einem Treffen der Chefärzte der deutschen Hirnverletzten-Lazarette im August 1944 sichtbar. Dort wurde über die akute Versorgung der Hirnwunde, über den Kampf gegen die Infektion und den Hirndruck, die Prolapsbehandlung, die Therapie der Meningitis, die Rehabilitation in* den Hirnverletzten-Lazaretten in allen Einzelheiten und in völliger Ruhe diskutiert, obwohl die russische Front bis Krakau herangerückt war.

Wie aber war die Versorgung und die Rehabilitation der Hirnverletzten im Rahmen des Heeres? Leider war es nicht gelungen, für die Wundversorgung eine ähnliche Organisation von motorisierten Einheiten beim Heer aufzubauen, wie sie durch Tönnis' aktives Eingreifen in der Luftwaffe möglich gewesen war. Man kann wohl höchstens annehmen, daß etwa 5–8% aller Hirnverletzten der Fronten durch Tönnissche motorisierte Luftwaffenbereitschaften neurochirurgisch versorgt wurden. Die übrigen aber liefen den üblichen Weg vom Hauptverbandsplatz über das Kriegslazarett zu den wenigen neurochirurgisch besetzten Kriegslazaretten des Heeres, etwa Dorpat, Riga, Warschau etc.

Hingegen war die Rehabilitation beim Heer vorbildlich organisiert. In jedem Wehrkreis befand sich ein Sonderlazarett für Hirnverletzte, das mit vorzüglich ausgebildeten Neurologen und Neuropsychiatern als Chefärzten besetzt war und im engen Verbund mit einer sogenannten „Wehrmachtsfachschule" arbeitete. Im Lazarett wurde der Patient untersucht, physiotherapeutisch behandelt, bis er für eine weitere Ausbildung einsatzfähig war. Er wurde dann einer Kommission vorgestellt, die sein weiteres Schicksal bestimmte: konnte er in seinem Beruf verbleiben? In welchem Beruf war er sonst auszubilden? Er ging dann entweder zu einer Arbeitserprobung zu seinem alten Arbeitgeber oder in eine ähnliche benachbarte Institution, oder er wurde vorher in der Wehrmachtsfachschule auch geistig trainiert durch steigende Belastung, die mit 1–2 Stunden begann und mit 6–8 Stunden endete, oder er wurde „umgeschult". Danach wurde er zur „Arbeitserprobung" in eine entsprechende Arbeitsstätte abgestellt und kam nach etwa 2 Monaten wieder, wurde dann erneut einer Kommission vorgestellt, die seinen endgültigen Einsatz bei einem entsprechenden Arbeitgeber durchführte.

Dieses System war von Oberstarzt Rühe auf Vorschlag von Prof. v. Weizsäcker organisiert worden und kann auch rückblickend nur als vorbildlich bezeichnet werden. Das Tönnissche System arbeitete im wesentlichen ähnlich.

# XIV

BESETZUNG DURCH DIE AMERIKANER

Nach Kriegsende Anfang Mai 1945 wurde Ischl von den Amerikanern besetzt und ich zunächst zum kommissarischen Direktor über alle 16 Lazarette von Bad Ischl ernannt. Mit den Amerikanern besuchten wir die Konzentrationslager Ebensee und Mauthausen und nahmen die „Häftlinge", die völlig ausgehungert waren, in unsere Lazarette auf, um die nicht unerheblichen Folgen der Hunger-Dystrophie zu beseitigen. Auch für die Gebirgstäler konnten wir etwas unternehmen, die durch den Ausfall der zivilen Lebensmittelversorgung dem Hunger oft ausgesetzt waren. Vom Balkan kamen damals unaufhörlich deutsche Lastwagenkolonnen zurück, die jetzt versuchten, sich der Gefangenschaft durch ein „Verschwinden" zu entziehen. Viele der Kolonnen versuchten, eine Markierung ihrer Fahrzeuge mit einem Roten Kreuz zu erreichen, um der Gefahr der Beschlagnahme durch die Amerikaner zu entgehen. Wir erfüllten den Wunsch unter der Bedingung, daß uns vorher die geheimen Verpflegungslager in den Bergen bekanntgegeben wurden. Das kam dann der Bevölkerung von Bad Ischl und der Umgebung zugute. Hier war zunächst die Zusammenarbeit mit der amerikanischen Besatzungsmacht reibungslos.

Gegen Ende des Jahres jedoch wurden auf Wunsch der Amerikaner alle transportfähigen Verwundeten in die entsprechenden 4 Besatzungszonen ihrer Heimat zurückgeschickt. Ich selbst wurde im November nach Dortmund, meiner Heimat, mit einem Stab und einem Lazarettzug in Marsch gesetzt. Dabei konnte ich auch Dr. Heise und Dr. Heidemüller, die Krankengymnastinnen, die altbewährten Schwestern und meine alte Sekretärin mitnehmen.

Ich wußte, daß ein Teil des Reinickendorfer Lazarettes nach der Evakuierung von Berlin 1943 nach Dommelkeim/ Ostpreußen verlegt, jetzt aber über die See nach Hamburg-Blankenese verlagert worden war. Als wir zunächst nach Malente-Gremsmühlen abgesetzt wurden, erreichten wir von der englischen Besatzungsmacht auf unsere Bitte, von dort nach Hamburg-Blankenese verlegt zu werden, wo auch Zülch schon tätig war. Interessant war, daß in der englischen Zone noch alle Hoheitszeichen, die nicht das Hakenkreuz enthielten, weitergetragen wurden, ebenso wie die Orden und Rangabzeichen. Nachdem sie in Österreich entfernt worden waren, mußten wir sie jetzt alle wieder anbringen.

*Z.: Im Generalkommando Hamburg – General-Knochenhauer-Straße – standen zwei deutsche Posten unter Gewehr, die vor uns Offizieren damals noch präsentierten!*

Von den Engländern wurde mir die Aufgabe eines beratenden Neurochirurgen beim Chef des Sanitätswesens der deutschen Dienststellen übertragen. Damit mußte ich die Lazarette des gesamten Raumes östlich der Elbe bis Flensburg besuchen und Hirn-, Rückenmarks- und periphere Nervenverletzte sammeln und in die entsprechenden Fachlazarette, insbesondere nach Hamburg-Blankenese einliefern lassen.

## XV

DIE RÜCKKEHR INS KRANKENHAUSLEBEN

Nach meiner Ankunft in Hamburg-Blankenese nahm ich mit Prof. Degkwitz, der für die englische Verwaltung arbeitete, und dem Dekan der Universität, Prof. Mond, Fühlung auf, um womöglich dort an der Universität Hamburg eine Arbeitsstätte zu finden. Auch Prof. Pette konnte ich einige Male besuchen. Bald aber kamen um diese Zeit Anfragen von Berlin, Düsseldorf und Kiel, ob ich entsprechende Lehrstühle übernehmen würde.

Doch kam alles ganz anders: Am 18. 1. 1946 traten unerlaubt zwei englische Sergeanten in den Operationssaal, wo ich gerade einen Bandscheibenprolaps operierte. Sie traten bis an den Operationstisch und versuchten, mit mir zu verhandeln. Da ich aber bei der Operation war, gaben sie an, am Nachmittag wiederzukommen, um mich dann mitzunehmen.

*Z.: Dieses hygienisch natürlich nicht zu verantwortende Verhalten der Soldaten hatte schreckliche Folgen: der von mir zu einer Bandscheiben-Operation eingewiesene Oberstleutnant starb zwei Tage später an einer foudroyanten, nicht beherrschbaren gasbrandartigen Infektion.*

Natürlich enstand im Lazarett eine große Aufregung, und Chefarzt Dr. Thiele telefonierte überall bei den englischen Behörden, aber ohne Erfolg. Es war nichts zu ändern.

*Z.: Wir versorgten Tönnis inzwischen mit Tabak und der nötigen Ausrüstung für ein Gefangenenlager, und eine Woche später kam tatsächlich eine respektable Kolonne, um den*

„Generalarzt" abzuholen: zwei Sanitätskraftwagen und ein Panzerspähwagen mit Kanone. Dank Pfeifentabak und anderer Vorräte hat es Tönnis jedoch im Lager gut gehabt, wo er viele alte Bekannte im Oberstarzt- oder Generalarzt-Rang wiedertraf, u. a. seinen alten Freund Heinrich Pette. –

Nach etwa 6 Wochen wurde ich endlich aus Ratzeburg entlassen und konnte aus der Wehrmacht ausscheiden. Jetzt mußte ich mich nach den vielen Kriegsjahren um eine neue Arbeitsstätte bemühen, da Berlin durch sein Sonderschicksal ausfiel. Obwohl Betrebungen von Düsseldorf (Prof. Bodechtel) und Münster (Prof. Kehrer) im Gange waren, über die englischen Behörden mir dort eine Professur zu schaffen, kam inzwischen eine Aufforderung der Verwaltung der Ruhrknappschaft zur sofortigen Bewerbung in Bochum-Langendreer, die mein Freund Prof. Bürkle de la Camp eingeleitet hatte, der inzwischen bereits im „Bergmannsheil" in Bochum arbeitete. Ich sollte nach einem Jahr „Probe" eine feste Anstellung mit Ruhegehalt haben; dies schien mir die beste und sicherste Lösung. Ich wollte erst einmal dorthin gehen, um dann Pläne für Münster oder Dortmund von dort weiter zu betreiben.

# XVI

## DAS KNAPPSCHAFTS-KRANKENHAUS IN BOCHUM-LANGENDREER

Das Knappschafts-Krankenhaus in Bochum-Langendreer hatte einen besonderen Ruf durch seinen früheren Chirurgen Dr. Friedemann gehabt, einen äußerst befähigten und erfolgreichen Magen-Operateur. Nach meiner Ankunft im April 1946 meldete ich mich bei dem Direktor der Ruhrknappschaft und besuchte auch Freund Bürkle de la Camp, der im benachbarten „Bergmannsheil" chirurgischer Direktor geworden war. Das Haus in Bochum-Langendreer war wenig zerstört, die umliegenden Bergwerke im Wiederaufbau begriffen, die Engländer bewilligten die entsprechenden Kohlen-Kontingente, so daß wir wieder in geheizten Räumen würden arbeiten können. Die Zusammenarbeit mit Oberin und Schwestern des DRK-Mutterhauses entwickelte sich rasch und gut, die Verwaltung unterstützte uns in jeder Weise. Auch für die Familie konnte eine kleine Wohnung im Kliniks-Gelände gefunden werden. Bald hatte ich einen Oberarzt, 5 Assistenten und 4 Volontäre, denn viele Chirurgen aus der Kriegszeit suchten bei uns Arbeitsmöglichkeit. Auch alte Schwestern traten wieder zu uns, wie auch unsere alte Sekretärin eine Anstellung bei der Knappschaft bekam.

Langsam arbeitete ich mich wieder in die Allgemein-Chirurgie ein, wurde aber dann durch einen früheren Mitarbeiter, Dr. Herink, als Oberarzt schnell entlastet. So konnte eine besondere Station für die Neurochirurgie bestimmt werden, mit Schwester Hiltraut als Oberschwester und mit einem Wachzimmer.

Allerdings war der Tagesablauf etwas anders als bisher:

morgens früh eine große Magenresektion, dann ein Dickdarmkrebs, anschließend wurde Visite gemacht, und mittags kamen die neurochirurgischen Operationen, besonders Narbenexzisionen wegen Krampfanfällen, und die ersten Hirntumoren. Wir hatten viel Glück, denn den operierten Patienten mit den „Mägen" und den „Köpfen" ging es gut. Das machte natürlich im Ruhrgebiet rasch die Runde und stoppte die Gerüchte und Diskussionen, „wie sich wohl ein Neurochirurg, der gewöhnt sei, langsam und lange zu operieren, in dem Gebiet der Allgemeinchirurgie zurechtfinden würde."

Wir waren im Bereich der „englischen Zone" die einzige neurochirurgische Arbeitsstätte, da Herr Okonek in Göttingen einige Zeit ausgeschieden war, er war von den Engländern verhaftet worden.

Wichtig war, mit dem „Rheinischen Landschaftsverband", der für die chronisch Kranken zuständig war, Verbindung aufzunehmen; nach einer Vorsprache wurden die in Frage kommenden Patienten gesichtet und zu uns geschickt.

Erfreulich war, daß als Nachfolger für den aus Altersgründen ausscheidenden Internisten ein alter Freund aus Würzburg, Prof. Oberdisse, gewonnen werden konnte. Entsprechend unserer alten Würzburger Tradition veranstalteten wir nun gemeinsame Diskussions-Abende am Krankenhaus; es kam auch zu manchen gemeinsamen wissenschaftlichen Untersuchungen, besonders über die Hypothalamus- und Hypophysentumoren.

Damals wurden auch die ersten „Schüler-Treffen" veranstaltet, um den wissenschaftlichen Kontakt mit den früheren neurochirurgischen Mitarbeitern wiederherzustellen. Sie fanden jährlich statt. Dort wurden die aktuellen wissenschaftlichen und organisatorischen Probleme in offener Diskussion behandelt, an der die jetzt wieder arbeitenden Neurochirurgen und die früheren Mitarbeiter teilnahmen. Bereits 1948 konnte die erste „Jahrestagung der deutschen Neurochirurgen" in Freiburg stattfinden, wo es auch zur Gründung der „Deutschen Gesellschaft für Neurochirurgie" kam (s. Anlage I).

Anlage I

Protokoll über die Mitgliederversammlung des Vereins unter dem Namen
„Deutsche Gesellschaft für Neurochirurgie"
zu Bonn, am 13. September 1950.

In der Versammlung waren erschienen, beziehungsweise vertreten: 7 Mitglieder. Den Vorsitz hat Herr Prof. Tönnis. Die Versammlung beschloß einstimmig, die vorgelegte Satzung des Vereins unter dem Namen „Deutsche Gesellschaft für Neurochirurgie" zu genehmigen und beauftragt den Vorstand, den Verein in das Vereinsregister eintragen zu lassen.
Zum Vorstand gemäß § 26 BGB werden für die nächste Wahlperiode neu gewählt:
a) zum 1. Vorsitzenden Herr Prof. Riechert, Freiburg
b) zum 2. Vorsitzenden Herr Prof. Stender, Berlin

Bonn, den 13. September 1950

Prof. Tönnis, Bo.-Langendreer  Doz. Dr. Häussler, Hamburg
Prof. Röttgen, Bonn            Prof. Stender, Berlin
Prof. Riechert, Freiburg       Prof. Zülch, Bo.-Langendreer
Prof. Okonek, Göttingen

*Z.: Im 4. Jahrgang des „Zentralblattes für Neurochirurgie" (1939, S. 336) ist eine Aufforderung zur Gründung dieser Gesellschaft auf dem Jahreskongreß 1939 in Würzburg schon abgedruckt. Die Jahrestagung hat aber wegen des Kriegsbeginns nicht stattfinden können (s. Anlage II).*

Auf einer gemeinsamen Tagung der Neurochirurgen und Neurologen in Bonn am 14. 9. 1950 konnte dann die „Deutsche Gesellschaft für Neurochirurgie" und die „Deutsche Gesellschaft für Neurologie" sowie am 6. 10. 1950 auch die „Vereinigung deutscher Neuropathologen" gegründet werden.

Anlage II

Zentralblatt für Neurochirurgie 1939 Nr. 5

# Mitteilung

Seit langem sind aus Fachkreisen Wünsche und Anregungen laut geworden, die die Notwendigkeit begründen, eine

## Deutsche Gesellschaft für Neurochirurgie

zu schaffen.

Das Reichsinnenministerium und auch das Reichsgesundheitsamt haben jetzt diese Forderung als berechtigt anerkannt und ihre Unterstützung zugesagt. Die erste wissenschaftliche Tagung und zugleich Gründungsversammlung wird am 6. und 7. Oktober 1939 in Würzburg stattfinden.

Bis jetzt sind folgende Berichtsthemen vorgesehen:

1) Hirnverletzungen: **Schönbauer**-Wien **Löhr**-Magdeburg
**Okonek**-Göttingen **Bay**-Berlin

2) Frühsymptome der Rückenmarksgeschwülste:
**P. Vogel**-Berlin

Anmeldungen zur Mitgliedschaft, zur Teilnahme und zu Einzelvorträgen werden bis 15. September 1939 an Prof. Dr. W. Tönnis, Berlin NW 87, Lessingstraße 46, erbeten. Die ausführliche Tagungsfolge und weitere Mitteilungen gehen den Teilnehmern von dort aus zu.

---

Verantwortlich für die Redaktion: Prof. Dr. W. Tönnis, Berlin NW 87, Lessingstr. 46; für Anzeigen: Bernhard v. Ammon, Leipzig, Anzeigenannahme: Leipzig C 1, Salomonstr. 18 B. Telefon 70861
Verlag: Johann Ambrosius Barth, Leipzig. Printed in Germany. DA. 2300 - II. Vj. 1939.
Zur Zeit gilt Preisliste 1. Druck: Breitkopf & Härtel, Leipzig C 1

Auf H. Pette geht der Zusammenschluß aller Einzeldisziplinen der Nervenheilkunde zurück, die am 5. 3. 1955 zum „Gesamtverband deutscher Nervenärzte" zusammengeschlossen wurden. Ich wurde zum ersten Präsidenten gewählt, der erste Kongreß fand 1959 in Köln statt (s. Acta Neurochir (1959), Suppl VII, S 1–2).

*Z.: Ein Höhepunkt war der Nachkriegskongreß der Deutschen Neurologen und Psychiater in München 1953, auf dem Percival Bailey die erste Otfrid-Foerster-Gedächtnisvorlesung über „Betrachtungen über die chirurgische Behandlung der psychomotorischen Epilepsie"[1] hielt. Damit schien in der Nachkriegszeit der Kontakt zur Wissenschaft der Welt wiederhergestellt. Jeder wird sich dieses großartigen Referates erinnern und der Freude, die Percival Bailey selbst ausstrahlte, als er abends in der Bar mit uns gemeinsam alte „shanties" sang.*

---

[1] Zbl Neurochir (1954) 14, 195–206

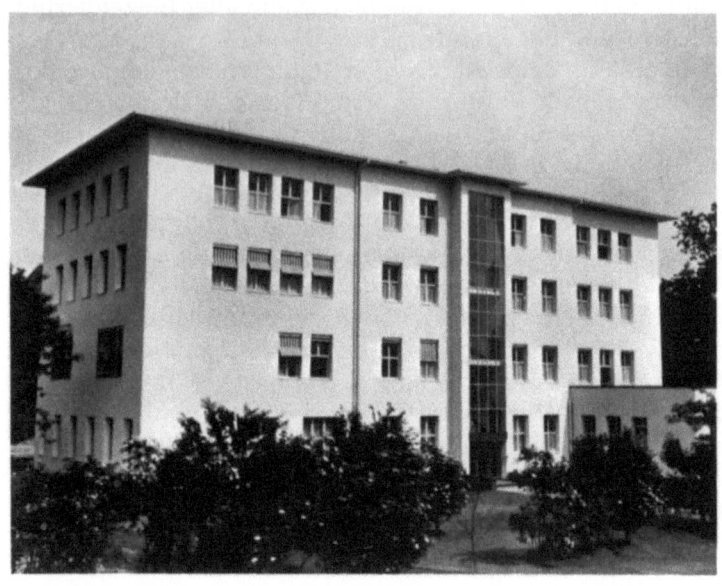

Neurologische Universitätsklinik Köln, etwa zur Zeit der Einweihung ca. 1951

# XVII

DIE BERUFUNG NACH KÖLN

Z.: Schon während der Zeit in Hamburg-Blankenese wäre fast eine eigenartige „Berufung" auf einen Lehrstuhl für Chirurgie an der dortigen Universität erfolgt. Der damalige politische Leiter der Gesundheitsbehörde (ein durch die Politik auf diesen Posten gehobener früherer Hafenarbeiter) hatte von der Anwesenheit von Prof. Tönnis gehört, sich über ihn informiert und ihn wissen lassen, er wolle ihn auf den bei der allgemeinen Nazi-Jagd freigewordenen Lehrstuhl des Chirurgen Prof. Konjetzny berufen (es wurden damals auf einen Schlag von dem früheren Fakultätsmitglied Prof. Degkwitz und dem Vertreter der englischen Besatzungsbehörde Oberst Lasalle 800 Ärzte in Hamburg entlassen!).

Verständlicherweise hat Tönnis diesen etwas außerhalb akademischer Legalität stehenden Berufungsakt freundlichst abgelehnt und ließ wissen, er wäre gern bereit zu kommen, falls die Fakultät und der Hamburger Senat ihn berufen würde. So wurde damals nichts aus einer Berufung nach Hamburg, die Tönnis ja als „alter Eppendorfer" sicher gerne gesehen hätte.

Der Berufung nach Köln gingen noch verschiedene Ereignisse voraus, die erwähnt werden müssen. Eine Rückberufung nach Berlin war durch die Nachkriegsverhältnisse praktisch noch unmöglich. Viele Universitäten hatten Voranfragen gestellt, ohne daß es zu ernsthaften Verhandlungen gekommen war, aber schon im Januar 1946 hatte der Rektor von Düsseldorf auf Vorschlag von Prof. Bodechtel an mich geschrieben und um eine Stellungnahme zu einer Berufung gebeten. Vorgesehen war aber nur die Stelle eines Leiters einer neurochirurgischen Abteilung im Rahmen der chirurgischen Klinik. Ich aber mußte nun doch ein Ordinariat und völlige Unabhängigkeit von der Chirurgie erwarten. Verständlicherweise konnten wir uns hier nicht einigen. Mich aber befriedigte meine Arbeit in Langendreer doch derart, daß ich, zumal unter den derzeitigen kärglichen Verhältnissen, eine Rückkehr an die Universität nicht unbedingt als wünschenswert betrachtete.

Jetzt aber meldete sich Köln mit anderen Bedingungen. Der Kontakt kam auf eine nicht ganz alltägliche Weise zustande. Als ich bei der Trepanation einer jungen Frau eine Stirnhirnzyste mit „milchigem Inhalt" fand, interessierte mich der Inhalt so, daß ich Prof. Ziegler, mir seit langem bekannt als Direktor des Max-Planck-Institutes für Kohleforschung in Mülheim/Ruhr, fragte, wen ich von den physiologischen Chemikern wohl um die genaue Untersuchung bitten könnte. Er schlug Prof. Klenk, den Direktor des Physiologisch-Chemischen Institutes der Universität zu Köln vor. Ich wandte mich an ihn mit dem Hinweis, daß ich unter den 3500 Hirngeschwülsten bisher nur diesen einzigen Fall mit einer solch eigenartigen Zystenflüssigkeit gefunden hätte. Prof. Klenk zeigte sich interessiert, und es kam eine befriedigende wissenschaftliche Zusammenarbeit zustande. Klenk aber war damals gleichzeitig auch Dekan der medizinischen Fakultät und stand – wiederum – rein räumlich schon durch die Nähe beider Institute in engem Kontakt mit Prof. Max Schneider, dem Direktor des Physiologischen Institutes, damals wohl dem besten Kenner der „Hirndurchblutung".

Beiden erschien die Verbindung klinischer und wissenschaftlicher Arbeit so interessant, daß sie versuchten, ein entsprechendes Arbeitsmodell für die „Hirnforschung" für Köln zu erreichen. Als dann der Ruf an mich auf ein Ordinariat für Neurochirurgie an dieser Universität erging, stellte ich die Bedingung, daß die Abteilung für Tumorforschung und experimentelle Pathologie der Max-Planck-Gesellschaft ebenfalls nach Köln verlegt und der Klinik angegliedert werden sollte.

Das teilte ich dem damaligen Generalsekretär Dr. Telschow mit, um durch die Verlegung auch der Tumorabteilung meinen bisherigen Mitarbeiter, Prof. Dr. K. J. Zülch, für die Arbeit erhalten zu können. Ich habe daher auch in meinen Verhandlungen mit dem Dekan, den Direktoren der physiologischen Institute, Prof. Klenk und Prof. Max Schneider, immer wieder darauf hingewiesen, daß die wissenschaftliche Arbeit des Herrn Zülch für mich von entscheidender Bedeutung sei, weshalb ich auch für eine Vergrößerung der ganzen Abteilung eintreten werde.

So sehr der Verwaltungsrat der Max-Planck-Gesellschaft und die Universität eine solche Gesamt-Planung begrüßten, gab es doch unendliche Schwierigkeiten bei dem tatsächlichen Aufbau der Klinik in der Lindenburg. Sie sollte auf einem alten „Trümmer"-Teil der alten Nervenklinik gebaut werden, wobei auch für die Nervenklinik selbst der Neubau unter Erhaltung alter Bauteile vorgesehen war.

Unter meinen früheren Mitarbeitern, die ich aus Langendreer nach Köln mitbringen wollte, findet sich die Mehrzahl der zukünftigen Ordinarien auf unserem Fachgebiet, nämlich die Herren Loew, Schürmann, Schiefer, Pia, Frowein, Driesen, Marguth, Nittner, Krenkel und schließlich Eduard Weber, der die Oberarztstelle bekleiden sollte und bereits für die Zeit des Wiederaufbaus in Köln zur Verfügung gestanden hatte. Auch war vorgesehen, daß ich alle alten Schwestern aus der Kriegszeit sammeln und nach Köln mitbringen durfte. Damit schien der Beginn der Tätigkeit unendlich erleichtert.

Ich hatte schließlich der Fakultät bei der Berufung nach Köln als Bedingung die Verleihung der Ehrendoktorwürde für meinen Lehrer Herbert Olivecrona gestellt. Sie wurde ihm bei der Einweihung der Klinik am 8. 6. 1951 verliehen.

Die Einweihung der Klinik fand mit großer Resonanz der Öffentlichkeit statt, zumal nicht nur Vertreter der Stadt, der Universität und der großen Ärztegesellschaften anwesend waren, sondern auch der Ministerpräsident von Nordrhein-Westfalen Arnold selbst. Die Klinik wurde in einem Festakt am Vormittag mit einem anschließenden Vortrag von Prof. Herbert Olivecrona „Über die neuere Entwicklung der Neurochirurgie" eingeweiht; am Nachmittag wurde die Verlegung der Abteilung für Tumorforschung und experimen-

telle Pathologie des Gehirns am Max-Planck-Institut für Hirnforschung nach Köln feierlich begangen und für die Arbeit freigegeben, hier hielt Prof. H. Spatz den Einführungsvortrag.
Am folgenden Tage fand dann noch ein allgemeines wissenschaftliches Kolloqium statt. Es mag interessant sein, Teile der Ansprache von Hugo Spatz hier wiederzugeben:
„... Neuroanatomie, Neuropathologie, Neurophysiologie und Neurochirurgie gehören zusammen. Sie sind aufeinander angewiesen. Einer baut auf den Ergebnissen des anderen auf. Es ist ein wechselseitiges Geben und Nehmen. Diese Erkenntnis ist nicht neu, doch in Deutschland gelang der erste entscheidende Schritt zu einer systematischen Verwirklichung des Gedankens einer solchen Zusammenarbeit erst im Winter 1936/37. Damals beschlossen Wilhelm Tönnis, der soeben Direktor der Neurochirurgischen Universitätsklinik in Berlin geworden war, und ich, der gerade die Leitung des damaligen Kaiser-Wilhelm-Institutes für Hirnforschung in Berlin-Buch übernommen hatte, eine enge Zusammenarbeit zu organisieren. Dies geschah derart, daß Tönnis mit mehreren Mitarbeitern eine eigene Abteilung am Kaiser-Wilhelm-Institut erhielt. Im Frühling 1937 wurde diese Abteilung in Buch eröffnet und erhielt den Namen „Tumorforschung und experimentelle Pathologie des Gehirns". Darin sollte eine *doppelte* Aufgabe zum Ausdruck gebracht werden: Das *eine* Thema betraf die Systematik und Biologie der Hirngewächse. Hier hatte die Abteilung das Glück, in Klaus-Joachim Zülch einen Histologen zu finden, der sich für diese Aufgabe als ganz besonders geeignet erwies. Er gehört der Abteilung seit ihrem ersten Tag an. Zunächst war für die Zwecke einer systematischen Ordnung ein großes Material erforderlich. Zülch gelang es zusammen mit Eduard Weber, ein solches zu sammeln, das sich in seiner Reichhaltigkeit durchaus mit amerikanischen Vorbildern messen kann. Es wurde auf das Gründlichste durchuntersucht und geordnet, wobei neben den mikroskopischen Befunden stets auch klinische Gesichtspunkte mitsprachen. Das Buch über die Hirntumoren, das Zülch vor kurzem aufgrund seiner großen Erfahrungen veröffentlicht hat, zeigt am besten, welche Arbeit hier für eine exakte Syste-

matik und für die Biologie der Hirngewächse geleistet worden ist.

Damit kommen wir zu dem *zweiten* Hauptthema der Abteilung, dem der experimentellen Pathologie. Tönnis und ich waren uns darin einig, daß das Experiment zunächst zur Klärung der merkwürdigen *Allgemeinreaktionen* des Gehirns bei raumbeengenden Prozessen herangezogen werden solle. Auch heute noch ist man ja immer wieder erstaunt über das paradoxe Phänomen, das darin besteht, daß das Gehirn auf akute Raumbeengung gerade mit *Vergrößerung seines Volumens* reagiert. Das ist wirklich ein besonderes drastisches Beispiel für die Erfahrung, daß so viele Reaktionen des Organismus auf diese oder jene Schädlichkeit sich in so ausgesprochen unzweckmäßiger Weise auswirken. Das zugrunde liegende Hirnödem betrifft das Organ als Ganzes, einschließlich der Abschnitte im Gebiet der Zisternen. Hier haben damals Riessner und Perret erste Schritte gemacht. Weitere Arbeit erscheint jedoch hier dringend nötig.

Durch den Krieg sind die wissenschaftlichen Probleme des *Hirntraumas* in den Vordergrund gerückt worden. Bei den Aufgaben, die sich hier ergaben, haben unter Führung von Tönnis alle 4 genannten Abteilungen planmäßig mitgewirkt. Den Problemen der Hirnzirkulationsstörungen wandte sich Asenjo zu. Es war eine unvergeßliche, kameradschaftliche Zusammenarbeit, zunächst in Berlin, dann an den von Tönnis geleiteten Kopfschußlazaretten auf teilweise weit entfernten Kriegsschauplätzen. Es kann hier nicht der Versuch gemacht werden, die Namen aller Beteiligten zu nennen. Nur ein Name muß mit tiefem Schmerz genannt werden, das ist der Name unseres am Anfang dieses Jahres verstorbenen Erich Fischer-Brügge. Seine Studien über den Gehirnprolaps gehören zu den sorgfältigsten Untersuchungen aus der gesamten Literatur über das Gehirntrauma[2].

Auch beim Trauma wurde wieder mit Erfolg das Tierexperiment benutzt, so besonders in den schönen Arbeiten von Irsigler und Sorgo über die Ausbreitung der Infektionen und der begleitenden Entzündung bei verschiedenen Arten der

---

[2] Zentralbl Neurochir (1949) 9, 18–45

offenen Hirnverletzung. Auch eigene Arbeiten sowie die von Zülch haben hier vieles klären können[3].

Als 1945 der Zusammenbruch kam, schien es zunächst so, als wäre alle Aufbauarbeit umsonst gewesen und als seien alle Pläne und Hoffnungen endgültig zerstört. Doch eine der Abteilungen, welche am schnellsten, wenn auch zunächst in sehr bescheidenem Rahmen, die Forschungsarbeit wieder aufnahm, war die Abteilung von Tönnis, die sich damals im Knappschaftskrankenhaus Bochum-Langendreer einrichtete. In zäher Beharrlichkeit wurde von neuem aufgebaut, bis es heute so weit ist, daß eine Forschungsstätte vor uns steht, die sich mit der verlorenen in Berlin-Buch wohl zu messen vermag. Ein Stab von jungen begeisterten Mitarbeitern steht wieder zur Verfügung."

Mit der Verlegung der Klinik nach Köln ergab sich auch wieder die Möglichkeit, die klinischen Assistenten in der Physiologie ausreichend vorzubilden. Sie arbeiteten regelmäßig 1–2 Jahre vor der klinischen Tätigkeit als Mitarbeiter im Physiologischen Institut bei Prof. Max Schneider. Am Beginn dieser Reihe stand Herr Schiefer, der gleichzeitig dann auch den Wiederaufbau der Klinik überwachen konnte.

Durch die ausgedehnte allgemeinchirurgische Tätigkeit in Bochum-Langendreer brachten alle von dort kommenden Mitarbeiter bereits eine gute allgemeinchirurgische Vorbildung mit. Mein Nachfolger blieb in Bochum-Langendreer Herr Klug, Herr Herink übernahm das benachbarte Knappschaftskrankenhaus in Bardenberg.

Es konnten auch die in Langendreer begonnenen „Schülertreffen" in Köln als „Colloquia" regelmäßig weitergeführt werden. Hierzu kamen neben den Neurochirurgen viele Neurologen, die mit uns vor und während des Krieges zusammengearbeitet hatten, sowie alle Mitarbeiter des gesamten Max-Planck-Institutes. So wurde Köln gewissermaßen wieder zu einem Zentrum des wissenschaftlichen Gedankenaustausches. Als erster der ausländischen Mitarbeiter fand damals Prof. Danko Riessner aus Zagreb den Weg zu diesen

---

[3] Tönnis W (1941): Zbl Neurochir 6, 212; Zülch K J (1941): Zbl Neurochir 6, 212; Irsigler F J (1942): Zbl Neurochir 7, 1; Sorgo W (1942): Zbl Neurochir 7, 73; Tönnis W (1943): Zbl Neurochir 8, 1

Treffen im Jahr 1952 und stellte damit alte freundschaftliche Beziehungen wieder her.

Jetzt konnte ich auch wieder mit meinen anderen früheren ausländischen Mitarbeitern Kontakt aufnehmen. Zülch war als Gastprofessor von 1950 bis 1951 in Rio de Janeiro gewesen und hatte die meisten der früheren ausländischen Mitarbeiter auf den wissenschaftlichen Kongressen wiedergetroffen. So erfolgte bereits 1951 für mich eine Einladung nach Südamerika, wo ich an 5 Universitäten, an denen frühere Mitarbeiter als Neurochirurgen tätig waren, Vorträge gehalten habe, u. a. bei Prof. Rocca/Lima, Peru; Prof. Asenjo/Santiago de Chile; Prof. Olivares/Concepcion, Chile, und Prof. Mattos-Pimenta/Sao Paulo, Brasilien.

Nachdem der Kliniks-Alltag befriedigend angelaufen war, konnten wir uns auch wieder wissenschaftlichen Problemen zuwenden, die wir in gemeinsamer Arbeit mit Oberdisse in Langendreer begonnen hatten. Im Vordergrund standen hier endokrinologische Probleme, nachdem die Totalextirpation der Hypophyse zur Verhütung von Carcinom-Rezidiven von Olivecrona und Luft als aktuelle Therapie herausgestellt worden war. Nachdem sich herausstellte, daß bereits nach 6–8 Wochen die Hormone der chromophoben und chromophilen Zellen wieder nachweisbar waren und nur die der basophilen unberührt blieben, mußte das geklärt werden, da sonst mit einem Rezidiv zu rechnen war, das dann auch regelmäßig nach 6–8 Monaten wieder eintrat.

Unter den Schädelbasis-Tumoren interessierten uns besonders die Neurinome des Trigeminus, bis dahin noch recht unbekannte Tumoren, für die dann ein neuer Operationsweg entwickelt wurde[4].

Eines der interessantesten Probleme aber stellte dann die Hemisphärektomie, die auf südafrikanischen Vorschlag hin in der ganzen Welt Aufnahme in die neurochirurgischen Kliniken gefunden hatte. Die Frage der Ersatzfunktionen stand als besonderes Problem im Vordergrund, zumal schon im Kriege für die Frage der Rehabilitation die Klärung dieses Problems von besonderer Bedeutung gewesen war. So fanden wir dann auch bei Patienten vor dem Entwicklungsalter die Möglichkeit der Verlagerung bzw. Neuausbildung von

Sprachzentren in der rechten Hemisphäre, wenn an der linken Hemisphäre die Hemisphärektomie vorgenommen worden war. Die Altersgrenze war hier etwa das 8. bis 11. Lebensjahr[5].

Auch in der Radiologie hatten wir rasch weitere verständnisvolle Unterstützung durch Prof. Bergerhoff gefunden, der in mühevoller Kleinarbeit neue Meßmethoden für den Schädel entwickelte[6]. Die mit ihm auch zum erstenmal durchgeführte Serien-Angiographie ermöglichte es, die Störungen der Hirndurchblutung im Bereich von Gefäßverschlüssen bei den einzelnen Geschwülsten genau zu erfassen, diagnostisch auszuwerten und bei der Operation diese Kenntnisse zu verwenden. Die Monographie mit Schiefer faßt die Ergebnisse zusammen[7].

Auf die gleiche Weise konnten wir das umfangreiche Gebiet der Hirnaneurysmen arterieller Art und die arteriovenösen Mißbildungen untersuchen und konnten vor allem die Extirpation der arteriovenösen Mißbildungen besonders erfolgreich ausbauen.

Daß es mit benachbarten Kliniken zu einer verständnisvollen und befriedigenden Zusammenarbeit kam, sei als selbstverständlich nur am Rande erwähnt (Nervenklinik, Prof. Scheid; Hals-Nasen-Ohrenklinik, Prof. Seifferth, Prof. Wustrow; Augenklinik, Prof. v. Hofe, Prof. Neubauer; Kinderklinik, Prof. Bennholdt-Thomsen, Prof. Gladtke).

---

[4] Loew F. Tönnis W (1954): Zbl Neurochir 14, 32
[5] Tönnis W (1956): Zbl Chir 81, 1489
[6] Bergerhoff W (1961): Atlas normaler Röntgenbilder des Schädels. Springer Berlin; Bergerhoff W (1964): Atlas anatomischer Varianten des Schädels im Röntgenbild. Springer Berlin
[7] Tönnis W, Schiefer W (1959): Zirkulationsstörungen des Gehirns im Serienangiogramm. Springer Berlin Göttingen Heidelberg

# XVIII

## AKADEMISCHE ÄMTER AN DER UNIVERSITÄT ZU KÖLN

1958 wurde ich zum Dekan der Medizinischen Fakultät gewählt. Während dieser Zeit beschäftigten den Dekan noch im wesentlichen Berufsprobleme, die Habilitation von Assistenten, die Wahl der Vertreter zum Senat, der Kontakt mit den Vertretern der Studentenschaften etc. Wir hatten mit den Studenten einen sehr guten Kontakt, alle Probleme wurden offen durchgesprochen. Auch hier zeigte sich leider schon, daß nur ein kleiner Teil, etwa ¹/₃ der Studenten, an den sich bietenden Problemen interessiert waren und daß sie dann auch aktiv tätig wurden. Daß ich mein Amt hier vernünftig ausführen konnte, lag nicht zum wenigsten an der wesentlichen Unterstützung durch die Dekanatssekretärin.

Zum Rektor der Universität zu Köln wurde ich dann bereits im Jahre 1960/61 gewählt. Es war für unser Fach der Neurochirurgie ein bedeutendes Ereignis, daß zum erstenmal in der Geschichte der deutschen Universitäten ein Neurochirurg an einer deutschen Universität zum Rektor gewählt wurde.

Einem alten Brauch folgend berichtete ich dann in meiner Rektorats-Rede über die Probleme meines Fachgebietes[1].

Eine der ersten wesentlichen Amtshandlungen war die feierliche Immatrikulation der Studenten. Ich möchte hier doch einige Absätze aus meiner Rede wiedergeben, die rückblickend auch heute noch Gültigkeit haben: „... Sie treten aus der wohlbehüteten und geleitenden Situation der Schule

---
[1] Siehe Röttgen/Bonn (1960): Kölner Universitätsreden, Heft 25, Scherpe Verlag, Krefeld

kommend nun auf einmal einer akademischen Freiheit gegenüber, die auf Sie zunächst doch außerordentlich verwirrend wirken muß. Gewiß stehen Ihnen in den einzelnen Fakultäten Studienpläne zur Verfügung, die die zweckmäßigste Bewältigung des zu bearbeitenden Stoffes für die rechtzeitige Ablegung der entsprechenden Examina als Ziel erkennen lassen. Aber nun auf einmal selbst entscheiden zu müssen: was studiert man im einzelnen, welche Kollegs soll man, will man hören, das ist etwas Neues, etwas Ungewohntes.

Wie Ihnen vielleicht bekannt ist, hat der Ausschuß für das Erziehungs- und Bildungswesen zur Schulreform in Form eines Rahmenplanes Stellung genommen und dabei in eindringlicher Weise die Gegenüberstellung von Bildung und Ausbildung behandelt. Ich zitiere daraus: Reife zum Studium wird in jedem Zweig der Höheren Schule nur erworben, wenn man die Schüler in die Grundformen wissenschaftlichen Denkens einführt, zur selbständigen Arbeit erzieht und sie verstehen lehrt, daß ihre eigenen besonderen Arbeitsbereiche und Bildungsformen im Ganzen der Kulturgemeinschaft der Ergänzung durch andere bedürfen. Ohne dieses aufmerksame Interesse, das über die eigenen Fachgrenzen greift, fehlt dem Studenten die Reife, die ein Hochschulstudium verlangt.

Neben das berufliche Ausbildungsziel tritt also das Problem der menschlichen Bildung: Die Entwicklung der Persönlichkeit. Sie bedarf einer weitgreifenden Orientierung auf den Gebieten, die unser kulturelles Dasein bestimmen: der Philosophie und der Kunst. Dazu kommt nun noch ein weiteres Bedürfnis: die politische Aufgeschlossenheit.

Wir leben heute in einem demokratischen Staat. Jeder einzelne von uns hat also eine Mitbestimmungsmöglichkeit am politischen Geschehen unseres Volkes. Diese Wirkungsmöglichkeit verlangt aber von jedem einzelnen von uns gleichzeitig ein Verantwortungsgefühl für das Schicksal der übrigen Glieder unseres Volkes, vor allem auch der wirtschaftlich und sozial Bedrängten. Gerade unserer Jugend müssen wir die Notwendigkeit der politischen Aufgeschlossenheit immer wieder nahebringen, da das Leben unseres

Volkes wie das aller benachbarten schicksalhaft mit uns verbundenen Völker von der Einstellung des einzelnen mit abhängt. Und wenn Sie heute in die Civitas academica aufgenommen werden sollen, so erwarten Sie hier gleiche Pflichten. Sie sollen teilnehmen an der akademischen und studentischen Selbstverwaltung und sich hier als verantwortungsvolle Mitglieder fühlen. Diese Gesichtspunkte – neben der beruflichen Ausbildung –, die Persönlichkeitsbildung und die politische Aufgeschlossenheit Ihnen am heutigen Tage noch einmal ans Herz zu legen, war mir als Rektor ein persönliches Bedürfnis."

Aus der Arbeit des Rektors begann zu dieser Zeit der enge Kontakt mit den übrigen Rektoren an den Versammlungen der Westdeutschen Rektorenkonferenz wichtig zu werden. Diese vermittelte den Kontakt mit den anderen Universitäten, führte zur gemeinsamen Erörterung der anstehenden Probleme der Universitäts-Reform und zeigte bereits an örtlichen Problemen einzelner Universitäten die drohenden Spannungen der Zukunft an.

Selbstverständlich lag mir an der Zusammenarbeit mit den Studenten, die ich schon während meiner Dekanatszeit gesucht hatte. Eine besondere Aufgabe mußten die Studentenwohnungen sein, die wir dann auch in Zusammenarbeit mit dem Kanzler wirksam lösen konnten.

Auch fand mein Vorschlag eines Universitäts-Ausfluges des Lehrkörpers aller Fakultäten begeisterte Aufnahme. Dieser gemeinsame Ausflug mit den Ehefrauen ist in der Folge zur ständigen Einrichtung geworden.

*Z.: Einen wesentlichen Teil der wissenschaftlichen Arbeiten von Tönnis in diesen Jahren nahm die Arbeit am „Handbuch für Neurochirurgie" (Springer-Verlag, ab 1954) ein, die nach einer Absprache mit Herbert Olivecrona, seinem freundschaftlich gesonnenen Lehrer, kurz nach dem Kriege in Planung genommen worden war. Eine wesentliche Hilfe dabei stellte das große Interesse von Dr. Dr. h.c. Heinz Götze dar, der gerade dieses Projekt besonders unterstützt hat. Hinderlich für die Verbreitung dürfte allerdings gewesen sein, daß die ersten Bände nur zum Teil in englischer Sprache veröffentlicht wurden, dies zu einer Zeit, wo das Deutsche als Wissenschaftssprache in der wissenschaftlichen Welt immer mehr abnahm.*

# XIX

DIE ERRICHTUNG EINER ZWEITEN ABTEILUNG DES MAX-PLANCK-INSTITUTES FÜR HIRNFORSCHUNG

Oben erwähnte ich, daß mit der Berufung an die Universität Berlin die Ernennung zum wissenschaftlichen Direktor einer Abteilung des Kaiser-Wilhelm-Institutes Berlin-Buch verbunden war, an das damals Prof. H. Spatz gerade als Direktor berufen wurde. Der frühere Direktor und Schöpfer dieses für die damalige Zeit institutionell und personell einmaligen Hirnforschungs-Institutes, Prof. Oskar Vogt, war gerade emeritiert worden. Er hatte zusammengearbeitet mit seiner Frau Cécile. Das Institut war 1932 fertig geworden, wobei der Bau aufgrund von Stiftungen der Rockefeller-Stiftung, der Stadt Berlin und von Alfred Krupp ermöglicht wurde.

*Z.: An sich hätte die Amtszeit von Oskar Vogt gewohnheitsgemäß verlängert werden müssen. Vogt hatte sich aber seinerzeit bereit erklärt, das Hirn von Lenin als „Elite-Hirn" zu untersuchen, er war auch bei dem Aufbau des Hirnforschungs-Institutes in Moskau tätig gewesen, und er hatte schließlich eine wissenschaftlich nicht ganz vertretbare Rede vor dem „Sowjet" gehalten. Er hatte betont, daß eine gewisse Eigenart der Zellstruktur des Hirns auf die hohe geistige Kapazität des „Assoziations-Athlethen" Lenin hingewiesen hätte.*

*Dies mußte sich natürlich in der „Nazi-Zeit" schädigend auswirken und hatte dazu geführt, daß die Leitung nunmehr Prof. Hugo Spatz in München angeboten wurde. Tönnis wurde in Personal-Union Direktor der Klinik und Leiter der Abteilung für Tumorforschung und experimentelle Pathologie des Gehirns in Berlin-Buch.*

Die Zusammenarbeit zwischen Klinik und Institut gestaltete sich so, daß ich regelmäßig am Sonnabend mit meinem Stab nach Buch hinausfuhr. Dort wurde eine „klinisch-pathologische Konferenz" über die Beziehungen zwischen dem klinischen Verlauf und dem anatomischen Befund unter Vorweisung der klinischen Unterlagen und des Sektionsmaterials diskutiert.

Meine Vertretung in Buch hatte Herr Zülch. Er hatte mit Herrn Weber die Abteilung für Tumorforschung dort aufgebaut. Ich kannte die beiden Herren seit Würzburg, wo Herr Zülch bei Herrn Schaltenbrand in der Neurologie und Neuropathologie arbeitete. Er hatte ein dreijähriges Rockefeller-Stipendium und hätte in seinem dritten Jahr zur neurochirurgischen Klinik treten sollen. Statt dessen ging er 1937 mit nach Berlin-Buch. Seine Klassifikation der Hirngeschwülste, die er anhand des großen Materials aufbauen konnte, fand internationale Anerkennung.

Neben den pathologischen und anatomischen Arbeiten über die Hirntumoren wurden aber auch Untersuchungen auf dem Gebiet der experimentellen Pathologie begonnen. Dabei standen die Probleme der reaktiven Volumenvergrößerung der Hirnmasse, Ödem und Schwellung, im Vordergrund, die mit hernienartigen Massenverschiebungen im Bereich der Zisternen verbunden waren. Herr Perret hat hier unter Anleitung von Herrn Zülch mit Untersuchungen an der Katze begonnen, die einwandfrei die mechanische Entstehung der Hirnhernien nachwiesen.

Kurz vor dem Krieg war Herr Zülch einige Monate wieder in Breslau bei Otfrid Foerster gewesen, ab 1943 hatte er bei v. Weizsäcker an der Rehabilitationsabteilung für Hirnverletzte gearbeitet. 1945 trafen wir uns in Hamburg-Blankenese wieder. Im Knappschaftskrankenhaus Bochum-Langendreer hatte er dann – wenn auch unter bescheidensten Bedingungen in zwei Dachkammern – die erste Abteilung unseres neugegründeten Max-Planck-Institutes für Hirnforschung wieder eingerichtet. Er legte hier den Grundstein zu der großen Tumorsammlung, deren Material er in abenteuerlichen Reisen 1948 aus Berlin-Buch bergen konnte.

Die Arbeit der Abteilung war durch gute Zusammenarbeit

mit dem pathologischen Institut der Charité und ihrem Direktor, Prof. Rössle, insbesondere dem Prosektor Prof. Hamperl erleichtert. Daß der Kontakt mit den anderen Abteilungsleitern, insbesondere Herrn Kornmüller, besonders eng war, sei nur am Rande erwähnt. Da ein Mitarbeiter von Kornmüller später in Köln ins Max-Planck-Institut wieder eintrat, hat sich dann auch dieser Kontakt weiterhin erhalten. In Kornmüllers Abteilung arbeiteten auch Gäste der Tumorabteilung, u.a. Herr Asenjo, der dort experimentelle Arbeiten über den Carotis-Verschluß und seine Folgen für das EEG durchführte. Aber auch die ersten diagnostischen Ergebnisse kamen aus der Kornmüllerschen Abteilung: bereits 1937 konnte ich ein winziges Gliom entfernen, das er elektroencephalographisch diagnostiziert hatte. Später kam dann die Lokalisation der Verletzungsfolgen und die Problematik der Krampfleiden überhaupt in den Mittelpunkt unserer Diskussion.

*Z.: Nachdem mit Kriegsende das Kaiser-Wilhelm-Institut für Hirnforschung Berlin-Buch unter Prof. Spatz mit der Abteilung für Tumorforschung und Pathologie des Gehirns verlorengegangen war, galt es die wissenschaftlichen Arbeiten jetzt wieder aufzunehmen. Tönnis hat darüber andeutungsweise an mehreren Stellen seines Lebensberichtes bereits Einzelheiten erwähnt. Da er in der zweiten Kriegshälfte voll durch seine Kriegstätigkeit als beratender Neurochirurg in Anspruch genommen war und ich in der ersten Kriegshälfte bei der Truppe, in der zweiten in Breslau und in Branitz/ Oberschlesien als Leiter von Abteilungen für die Rehabilitation von Hirnverletzten tätig gewesen war, konnten wir in der entscheidenden Phase der Bombardierung von Berlin nicht dafür sorgen, daß die Abteilung für Tumorforschung auch wie die anderen Abteilungen mit ihrem Gerät und ihren wissenschaftlichen Unterlagen ins westliche „Reich" verlegt wurde.*

*Als wir nach dem Kriege Bestand aufnahmen, stellte sich heraus, daß eine ganze Labor-Ausrüstung des Instituts noch in Schleswig verfügbar war. Diese wurde nach Bochum-Langendreer verlagert, so daß dort mit der Eröffnung der Klinik auch die pathologisch-anatomische Tätigkeit wieder aufge-*

*nommen werden konnte. Dazu fuhr ich in jedem Monat für 3 Tage von Hamburg nach Bochum-Langendreer, um die klinisch-pathologisch-anatomischen Demonstrationen durchzuführen. Mit der Eröffnung der Universitätsklinik Köln wurde auch ein Raum für eine kleine Abteilung für Tumorforschung vorgesehen. Diese Tätigkeit übernahm ich nach meiner Rückkehr aus Brasilien und führte sie zugleich mit der neurochirurgischen Poliklinik.*

*Meinem verständlichen Wunsch nach mehr Selbständigkeit hatte Tönnis Rechnung getragen, indem er mich bei dem zweiten Treffen der neugegründeten Max-Planck-Gesellschaft in München 1952 zum Abteilungsleiter einer Abteilung für „Allgemeine Neurologie" vorgeschlagen hatte. Als solcher hatte ich dann ein Zimmer und einen Laboratoriumsplatz sowie einen Platz auf dem Flur für Sekretariats-Arbeiten. Damit war eine „zweite Abteilung" am Hirnforschungs-Institut geschaffen.*

*Da mir aber als Lebensziel noch immer das einer korrelierten Arbeit einer Klinik und eines wissenschaftlichen Laboratoriums vorschwebte, wie ich das in meinen Lehrjahren bei Otfrid Foerster, später auch im Bucher Hirnforschungs-Institut gesehen hatte, galt es als nächstes Ziel, klinische Betten zu gewinnen. Viele Versuche von Tönnis, dies in Köln zu erreichen, scheiterten aber, übrigens an nicht immer plausiblen Begründungen.*

*Als dann in Berlin sehr viel Geld durch den Verkauf der dortigen Kaiser-Wilhelm-Institute an die neue Universität frei wurde, und ich mit Unterstützung des Generalsekretärs der Max-Planck-Gesellschaft dorthin die Anfrage richten konnte, ob im Rahmen der Stadt eventuell auch eine neurologische klinische Abteilung zur Verfügung stände, wenn die Max-Planck-Gesellschaft dort ein neues Institut für die „Abteilung für allgemeine Neurologie" bauen würde, erfolgte eine positive Antwort. Das dort lagernde Geld durfte bestimmungsgemäß nur für Max-Planck-Institute verwandt werden (das war eine Auflage für das für die Max-Planck-Gesellschaft dort zur Verfügung stehende Geld).*

*Mit dieser Zusage versehen gelang es innerhalb kürzester Zeit, an der Merheimer Klinik auch klinische Betten zu erhal-*

*ten, und es wurde ein ehemaliges Ruinengebäude des Flugplatzes für das theoretisch-wissenschaftliche Institut umgebaut. Hierüber berichtet Tönnis jetzt.*

Nach wenigen Jahren war die Neurochirurgische Klinik in der Lindenburg überbelastet, besonders auch durch die dauernd an Zahl zunehmenden Verkehrsunfälle. Ich strebte daher von Anfang an in Köln eine zweite neurochirurgische Abteilung auf der anderen Rheinseite in den Städtischen Krankenanstalten Merheim an. Es wurden zwar Zusagen gemacht, aber an die Realisierung wurde nie gedacht.

Auch sind Versuche, gemeinsam mit Herrn Scheid und Herrn Zülch beim Deutschen Städtetag einen Vorstoß zu machen, gescheitert. Hier sollte an allen deutschen Großstädten eine aus den Neurofächern besetzte Arbeitsgruppe entstehen, etwa mit 30 Betten eines Neurochirurgen, 20 Betten eines Neurologen, und einem hauptamtlich tätigen Neuroradiologen. Diese sollten sich besonders auch der Unfallchirurgie von Hirn und Rückenmark annehmen.

Schließlich gelang es aber wenigstens, in Köln-Merheim eine neurologische Abteilung unter K. J. Zülch zu etablieren, der als Lebensziel immer eine kombiniert klinisch-wissenschaftlich-experimentelle Tätigkeit angestrebt hatte. Es wurde also dort auch ein Neubau für seine Max-Planck-Abteilung vorgesehen und am 31. Januar 1959 durch den damaligen Präsidenten der Max-Planck-Gesellschaft, Otto Hahn, eingeweiht. Rektor und Vertreter der Stadt und sogar Vertreter der Bundes- und Landesregierung nahmen an dieser Feier teil, an der Prof. Hahn Herrn Zülch die Max-Planck-Büste als Sinnbild der neuen „Abteilung für allgemeine Neurologie" überreichte. Die Nachfolge von Herrn Zülch in der Abteilung für Tumorforschung und experimentelle Pathologie hatte schon 1953 Herr W. Müller – aus Hamburg kommend – übernommen, der sich später dann auch für das Fach der Neuropathologie habilitiert hat.

Wir hatten jetzt auch die Möglichkeit, die alte Berliner Tradition einer gemeinsamen Vorlesung weiterzuführen, wo seinerzeit die Herren Spatz und Vogel mit mir ein Kolleg über neurowissenschaftliche Fragen unserer Fächer gehalten hatten. Herr Scheid und Herr Zülch machten jetzt mit mir zusammen alle 14 Tage ein 1½stündiges Kolleg, in dem wissenschaftliche Probleme aufgrund von Krankenvorstellungen mit den Nervenärzten aus der Stadt und mit den Assistenten der Universitätsklinik diskutiert wurden. Diese gemeinsamen Kollegs wurden nicht nur als Zusammenarbeit zwischen Neurologen, Neuropathologen und Neurochirurgen gefördert und geschätzt, sondern es wurde auch das Verhältnis zu den niedergelassenen Ärzten auf diese Weise in jeder Hinsicht fruchtbringend gefördert.

Hier möchte ich aber auch darauf hinweisen, daß auf meinen Vorschlag alle 14 Tage einer meiner Oberärzte in der chirurgischen Klinik Vorlesungen über Kopf-, Rückenmarks- und Nervenverletzungen hielt. Das schien mir für die Ausbildung der Studenten sehr bedeutungsvoll, da die Neurochirurgie weder Vorlesungs-Fach noch eigenes Prüfungs-Fach war.

Die für die Arbeit der Klinik sehr wichtigen engen Beziehungen zur Röntgenologie und zur Liquordiagnostik ließen sich auch hier in Köln reibungslos und fruchtbringend für alle einrichten. Die Röntgenabteilung arbeitete im Rahmen der neurochirurgischen Klinik auch für die Nervenklinik mit, das Liquor- und virologische Labor hingegen lag in der Nervenklinik und bearbeitete dort die diagnostischen Probleme beider Fächer.

In Köln war seinerzeit die Röntgenologie durch Prof. Grashey zu einem führenden Fach entwickelt worden, sein Lehrstuhl war jedoch seit Jahren nicht mehr besetzt. Ich legte besonderen Wert auf die Berufung einer entsprechenden Persönlichkeit, und auf Empfehlung von Prof. Janker gewannen wir Dr. Friedmann, der dann später auch auf den Lehrstuhl für Radiologie an der Universität zu Köln berufen werden konnte. Er hat unsere Wünsche und Hoffnungen in ausgezeichneter Weise erfüllt.

Schließlich gelang es auch, eine geeignete Lösung für die Transportprobleme der „ersten Hilfe" bei akuten Hirnverletzungen zu finden. Die allgemeine Feuerwehr schickte Begleiter der Krankenwagen an unsere Klinik zur Ausbildung in der ersten Hilfe und zur Bedienung der Apparate. Ebenso häufig kamen auch Sanitäts-Dienstgrade der Wehrmacht zur

Ausbildung, um sich auf der Wachstation über die Behandlung der Kopfverletzten zu informieren und gleichzeitig die Erstversorgung im Operationssaal kennenzulernen. Später hat dann die Einrichtung des „Notarztwagens" und des „Rettungshubschraubers" die von uns gewünschten Ziele befriedigt.

Z.: *Am 30. Juni 1967 konnte das 30jährige Bestehen der Abteilung für Tumorforschung und experimentelle Pathologie durch ein Kolloquium gefeiert werden, bei dem Hugo Spatz noch einmal auf die Gründung im Jahre 1937 hinwies und einen kurzen historischen Abriß über die bisherige Tätigkeit gab (Einzelheiten s. Beiträge zur Neurochirurgie 16, 1970, Joh. Ambr. Barth, Leipzig, Hrsg. Prof. Dr. Dr. W. Tönnis, Köln).*

*Die Titel der Vorträge zeigen uns die reiche Palette von Forschungsergebnissen der Tumorabteilung und der aus ihr hervorgegangenen Mitarbeiter der Abteilung für allgemeine Neurologie (Hypoxie, hydrämisches Ödem, evozierte Potentiale, elektronenmikroskopische, histochemische und biochemische Untersuchungen an Hirntumoren unter besonderer Berücksichtigung der Glykolipoide).*

*Über die einzelnen Phasen der wissenschaftlichen Arbeit gaben ein „Arbeitsbericht" von W. Tönnis selbst und ein „Rückblick" von K. J. Zülch ausreichenden Überblick.*

*Auf eine sehr wichtige Tätigkeit ist Tönnis selbst nicht mehr eingegangen, seine Arbeit im Bundesministerium für Arbeit. Er hatte dort unter organisatorischer Unterstützung des ausgezeichneten Ministerialrates Dr. Dierkes einen Sachverständigen-Beirat geschaffen, der seit etwa 1955 in zweimal jährlich stattfindenden Tagungen die wichtigen Themen diskutierte, die als Ursache für sozialmedizinisch anzuerkennende Leiden dienen könnten. In diesen Tagungen wurden etwa die Fragen des exogen entstandenen Krebses, die seinerzeit sehr aktuellen Probleme vegetativer Erkrankungen wie Bluthochdruck, Basedow etc. diskutiert, die nach den Vorstellungen von Veil und Sturm aus der chronischen Reizwirkung von 3. Ventrikel-nahen Hirnschäden entstehen sollten. Auch wurden etwa Themen wie verzögerte traumatische*

*Hirnapoplexie usw. genau in einem größeren Kreis von Fachwissenschaftlern hohen Ranges diskutiert.*

*Diese für den Aufbau einer Sozialmedizin ungeheuer wichtigen Fragen aller beruflichen Schäden etc. verdanken zum großen Teil dieser wissenschaftlichen Tätigkeit ihre Lösung.*

*Tönnis wurde der Dank für seine vorzügliche und so ergebnisreiche Tätigkeit durch Verleihung des Bundesverdienstkreuzes mit Stern im Jahre 1968 ausgesprochen.*

# XX

## DIE ENTSTEHUNG WEITERER ABTEILUNGEN FÜR NEUROCHIRURGIE IN DEUTSCHLAND

Ich habe oben geschildert, wie außerordentlich schwierig die damalige Zeit an den deutschen Kliniken war. In Würzburg hatte sich Herr Okonek als „Oberarzt" um die wissenschaftliche Auswertung wichtiger Probleme immer besonders gekümmert. Er war auch verantwortlich für die regelmäßige Nachuntersuchung der operierten Kranken, die wir ohne seine Tätigkeit nicht hätten beurteilen können. Als ich dann nach Berlin berufen wurde, hat mir Herr Okonek alle Sorgen um den Aufbau der Klinik abgenommen. Als sie endlich fertig war, ging er leider nach Göttingen. Dies war aber das erstemal, daß ein langjähriger Mitarbeiter auf eine selbständige Stellung berufen wurde, und darauf konnte ich stolz sein. So zurückhaltend Herr Obonek mit Veröffentlichungen war, einige wesentliche Mitteilungen stammen von ihm, z. B. die frontale Ausbreitung des epiduralen Hämatoms und sein Referat über das „subdurale Hämatom" auf dem Neurochirurgen-Kongreß in Göttingen.

Der nächste Mitarbeiter, der zur selbständigen Arbeit berufen wurde, war Herr Röttgen, der als Assistent von Prof. Redwitz zu uns gekommen war. Herr Redwitz hat 1934 im Anschluß an mein Referat sich sehr positiv zur Entwicklung der Neurochirurgie geäußert, und er hatte Herrn Röttgen angeregt, sich für dieses Fach zu interessieren. Er wollte zwar, als er am 1. Dezember 1935 nach Würzburg kam, nur einige Wochen unsere Arbeitsweise ansehen, blieb aber schließlich doch zwei Jahre bis Dezember 1937. Er muß glücklich gewesen sein, daß er bei seiner Rückkehr nach Bonn von den Professoren Laubenthal und Redwitz, dem Chef der Klinik, wunderbar unterstützt wurde, nachdem er die unvorstellbare Primitivität unserer damaligen Arbeitsmöglichkeiten in Würzburg eingehend kennengelernt hatte.

Die dritte Berufung zur Selbständigkeit erhielt Herr Fischer (-Brügge), er war Assistent bei Prof. Coenen in Münster gewesen und hat seine neurochirurgische Ausbildung mit außerordentlicher Intensität betrieben. Neben dem ärztlichen und menschlichen Interesse, das er jedem Kranken entgegenbrachte, fesselten ihn die mannigfaltigen neurologischen und neuroradiologischen Bilder. Jeder Neurochirurg kennt heute die Einteilung der Arterien im Carotis-Angiogramm, deren Abschnitte von ihm zum erstenmal definiert wurden. Weitere angiographische Syndrome sind ebenfalls von ihm beschrieben. Leider verstarb er viel zu früh an einer akuten Infektion. Seine Erfahrungen in der Kriegschirurgie haben die Aufmerksamkeit besonders auf gefäßbedingte Schädigungen bei offenen Hirnverletzungen gelenkt, vor allem auf den „Ventrikel-Späteinbruch".

Herr Riechert war als Assistent von Prof. Kleist in Frankfurt auf dessen Anregung nach Würzburg zur Ausbildung in der Neurochirurgie gekommen. Da ihm damals noch eine allgemein-chirurgische Ausbildung fehlte, schlug ich ihm ein Jahr allgemeiner Chirurgie bei Prof. Löhr in Magdeburg vor, wo er sich gleichzeitig mit der dort häufig verwandten Angiographie vertraut machen konnte. Er ging dann nach dem Aufenthalt an unserer Klinik nach Frankfurt zurück, wo er nach Übereinkunft mit den Professoren Schmieden und Kleist eine neurochirurgische Abteilung einrichten konnte. Interessant ist bei diesem Vorgang die noch immer schwelende Kampfbereitschaft der Allgemeinchirurgen zu sehen, wie aus einem Schreiben von Prof. Schmieden an Prof. König über die „Neurochirurgie in Frankfurt" hervorgeht: „Lieber König, herzlichen Dank für Deine Zeilen, welche ich umgehend beantworten will. Es wird Dir bekannt sein, daß ich durch langwierige erfolgreiche Verhandlungen es erreicht habe, daß die Neurochirurgie in Frankfurt zur chirurgischen Klinik zurückgekehrt ist, und zwar durch ministerielle Entscheidung. Ich habe daraufhin den bisher an der Psychiatrischen- und Nervenklinik des Herrn Kollegen Kleist tätigen neurochirurgischen Operateur Herrn Dr. Riechert übernommen. Er hat sich inzwischen bei mir habilitiert, und es ist ihm eine Abteilung meiner Klinik als Oberarzt unterstellt. Wir arbeiten in voller Harmonie zusammen, und ich überlasse ihm möglichst alles, *ähnlich wohl, wie es damals bei Dir und Tönnis in Würzburg war.* – Ich möchte nicht unterlassen hinzuzufügen, daß diese erfolgreiche Entscheidung durch das Ministerium unter dem Gesichtspunkt genehmigt worden ist, daß wohl unter Umständen eine rein neurologische Klinik eine eigene Operationsabteilung zugebilligt bekommen kann, nicht aber eine psychiatrische Klinik, die gleichzeitig Neurologie mitbetreibt. Es ergibt sich daraus, daß diejenige Fakultät, die einen eigenen Lehrstuhl für Neurologie hat, voraussichtlich die Errichtung einer eigenen Operationsstelle für Neurochirurgie genehmigt erhalten kann (siehe Hamburg). Für Frankfurt glaube ich die Rückgliederung der Neurochirurgie in die Chirurgie dadurch endgültig durchgesetzt zu haben. In steter Verehrung und Freundschaft! Dein Schmieden".

Während des Krieges wurde Herr Riechert neben der Tätigkeit in Frankfurt auch als Stabsarzt eingesetzt und hatte ein neurochirurgisches Sammel-Lazarett der Westfront in Bad Nauheim mit einer Belegzahl von 750 Betten zu betreuen. Er wurde 1946 als Leiter der neugegründeten neurochirurgischen Abteilung der Universitäts-Kliniken Frankfurt berufen.

Von Hamburg kam nach einer allgemeinchirurgischen Ausbildung von 1930–1934 bei Prof. Redwitz und röntgenologischen Ausbildung bei Prof. Janker in Bonn Herr Häussler zu uns nach Würzburg, um sich in die Neurochirurgie einzuarbeiten. Er ging als Oberarzt mit nach Berlin und im März 1938 nach Hamburg-Eppendorf zurück. Prof. Pette hatte zwei Jahre vorher einen Pavillon für die neurochirurgische Abteilung umbauen lassen. Nach dem Kriege wechselte Herr Häussler zum Allgemeinen Krankenhaus Heidberg auf eine selbständige neurochirurgische Abteilung mit 55 Betten.

Nach einer 2jährigen Tätigkeit im Pathologischen Institut der Universität Würzburg ging Herr Eduard Weber im April 1937 mit mir nach Berlin und richtete zusammen mit Herrn

Zülch die Abteilung für Tumorforschung und experimentelle Pathologie am Kaiser-Wilhelm-Institut für Hirnforschung in Berlin-Buch ein. Nach einjähriger Assistentenzeit an der neurochirurgischen Klinik ging er auf meine Veranlassung zur allgemeinchirurgischen Ausbildung an die chirurgische Klinik Magdeburg (Prof. Löhr). Während des Krieges war er lange Zeit Neurochirurg an einer der motorisierten Luftwaffenbereitschaften, und nach dem Kriege kam er für knapp 3 Jahre zur weiteren neurochirurgischen Ausbildung nach Bochum-Langendreer und hat dann als Oberarzt die Planung und Einrichtung der damals neu zu errichtenden neurochirurgischen Universitätsklinik Köln durchgeführt. Ihm habe ich dort vieles zu verdanken. Herr Weber ist dann in die Chirurgische Universitäts-Klinik in München übergewechselt und hat es verstanden, dort unserem Fach die notwendige Anerkennung zu verschaffen. Leider verstarb er viel zu früh an einer metastasierenden Krebserkrankung.

Von meinen Nachkriegs-Mitarbeitern wurde als erster Herr H.-W. Pia im Oktober 1952 an eine eigene Abteilung in Gießen berufen, nachdem er von 1946 bis 1952 in Bochum-Langendreer und Köln bei uns tätig gewesen war. 1961 wurde die Abteilung in eine selbständige Universitäts-Klinik umgewandelt. Herr Pia stand in engem Kontakt mit dem MPI für Hirnforschung, insbesondere den Abteilungen von Hugo Spatz und Julius Hallervorden, deren Abteilungen nach dem Kriege über Dillenburg nach Gießen verlegt worden waren.

Als nächster ging im Januar 1955 nach kurzer Vertretung für den verstorbenen E. Weber in München Herr Schürmann nach Mainz, wo er an der Chirurgischen Universitätsklinik (Prof. Brandt) eine neurochirurgische Abteilung erhielt. Nachdem er sich 1955 habilitiert hatte, wurde er 1958 zum planmäßigen Extraordinarius für Neurochirurgie ernannt, dem dann das Ordinariat folgte. Eine neugebaute Klinik konnte er 1968 einweihen.

Im Mai 1960 wurde dem langjährigen Oberarzt in Köln, Herrn Loew, die Leitung einer neurochirurgischen Abteilung an der Universitäts-Klinik Homburg/Saar übertragen. 1962 wurde auch für ihn ein Ordinariat für Neurochirurgie geschaffen.

Nachdem Herr Loew 1960 nach Homburg berufen wurde, übernahm Herr Marguth die Oberarztstelle der Klinik. Er wurde nach dem Tode von Herrn Weber 1964 nach München berufen.

Im April 1955 wurde Herrn Driesen eine neurochirurgische Abteilung an der chirurgischen Universitäts-Klinik in Tübingen angeboten, 1967 wurde dort ein planmäßiger Lehrstuhl für Neurochirurgie für ihn eingerichtet. Anfang 1958 verließ mich auch Herr Schiefer (seit 1. Juli 1946 in Bochum-Langendreer und später in Köln), um eine neurochirurgische Abteilung in Erlangen zu übernehmen. Im April bereits wurde er ordentlicher Professor für Neurochirurgie. Die Errichtung einer selbständigen neurochirurgischen Klinik der Universität Erlangen erfolgte am 16. 4. 1965.

# XXI

## AUSLANDSBEZIEHUNGEN

Schon vor dem Kriege haben enge Beziehungen mit Ländern Mitteleuropas, des Balkans und Südamerikas bestanden, viele Assistenten waren aus diesen Ländern zur Ausbildung nach Würzburg und Berlin gekommen. In Langendreer konnten die durch den Krieg unterbrochenen Auslandsbeziehungen wieder aufgenommen werden, später wurden sie in Köln durch Klinik und Max-Planck-Institut weiter ausgebaut. Daher waren in den letzten Jahren meiner Amtszeit wieder viele Gast-Ärzte bei uns, zu denen jetzt aber neben den früher genannten Ländern auch die ostasiatischen Staaten, insbesondere Japan und Korea kamen. Viele ausländische Studenten machten ihre Doktorarbeit bei uns aufgrund von Stipendien der Max-Planck-Gesellschaft, besonders aus Iran, Israel, Spanien, Korea, Nigeria, Ägypten u. a.

1953 führte mich eine Vortragsreise an 5 Universitäten durch Südamerika, an denen frühere Mitarbeiter die Neurochirurgie vertraten. Ganz besonders freute ich mich über eine Reise nach Chile, wohin eine frühere Sekretärin der Hansa-Klinik als Frau von Prof. Asenjo gegangen war. Im übrigen stammte auch meine Frau aus Concepcion in Südchile. Bei einer späteren Reise durch Südamerika wurde mir dann auch in Lima-Peru die Ehrendoktorwürde verliehen. Auch hatte ich Gelegenheit, am Weltkongreß der Neurochirurgen in Washington teilzunehmen.

Anläßlich eines Chirurgen-Kongresses bei Prof. Lembke in Magdeburg lernte ich auch die ersten russischen Fachkollegen kennen, die Professoren Ugrumov/Leningrad, Kandel/

Moskau und Konovalow/Moskau, die mich auch nach Rußland zu Vorträgen einluden. Leider gab das Auswärtige Amt zu dieser Zeit des „kalten Krieges" keine Genehmigung zu dieser Vortragsreise. Später kamen dafür die russischen Kollegen zu einem einwöchigen Aufenthalt nach Köln, wobei sich ein sehr freundschaftliches Verhältnis entwickelte, das auch später durch Briefwechsel erhalten blieb.

Im Juli 1967 kamen anläßlich des Jubiläums des 30jährigen Bestehens der Abteilung für Tumorforschung und experimentelle Pathologie alle früheren Mitarbeiter hier in Köln zusammen. Wir konnten damals in Referaten das Wesentliche unserer wissenschaftlichen Arbeit zusammenfassen und in einem anschließenden Kolloquium erweitern. Am 1. Oktober 1966 erfolgte die offizielle Emeritierung vom Universitätsamt durch den Kultusminister von Nordrhein-Westfalen. Es wurde mir jedoch sogleich eine Verlängerung meiner Arbeitsmöglichkeiten zugestanden. Am 1. Oktober 1968 erfolgte dann mit meinem 70. Geburtstag auch die Emeritierung durch die Max-Planck-Gesellschaft.

Für die Klinik war es jedoch schwer, einen passenden Nachfolger zu finden. Gegenüber Fakultät und Ministerium hatte ich mehrfach ausdrücklich betont, daß bei der Berufung eines Nachfolgers berücksichtigt werden müsse, daß ich neben der Klinik auch die Abteilung für Tumorforschung und experimentelle Pathologie am Kaiser-Wilhelm-Institut und später am Max-Planck-Institut geleitet hatte. Der gesamte Forschungsapparat befand sich also nicht in der Klinik, sondern in der von mir getrennt geleiteten Abteilung, so daß der Klinik-Etat durch Forschung niemals belastet zu werden brauchte. Mir stand dabei vor Augen, daß mein Nachfolger in der Klinik auch gleichzeitig Abteilungsleiter bei der Max-Planck-Gesellschaft sein sollte. Da das jetzt nicht der Fall war, entfielen für die Klinik die experimentellen Arbeitsmöglichkeiten weitgehend für die Zukunft.

Auch bei den späteren Berufungen ist das Kultusministerium auf diese Frage nicht eingegangen. Es erfolgte eine Absage nach der anderen. Jeder von meinen früheren Mitarbeitern hatte sich bereits eine eigene moderne Wirkungsstätte aufgebaut, so daß eine Berufung nach Köln für alle hinsichtlich der Arbeitsmöglichkeiten nur als ein Abstieg gewertet wurde. Auf meinen Vorschlag übernahm dann der derzeitige Oberarzt, Prof. Frowein, nicht nur die kommissarische Leitung der Klinik, sondern er wurde später auch als Nachfolger berufen.

Der Neubau der Max-Planck-Abteilung in der Goldenfelsstraße sollte bestimmungsgemäß von der Universität nach der Emeritierung übernommen werden. Immerhin hatte ich gehofft, daß nun entsprechend meinem Vorschlag einzelne Abteilungen erhalten bleiben würden. Doch kam es in dieser Frage zu erheblichen Meinungsverschiedenheiten mit dem Kanzler, dem natürlich daran lag, in das Gebäude nunmehr ein anderes Institut hineinzubringen, dem es bisher an entsprechenden Arbeitsmöglichkeiten gefehlt hatte. Er konnte sich auch beim Kultusministerium durchsetzen. Auch die Max-Planck-Gesellschaft konnte einzelne Abteilungen oder Arbeitsgruppen nicht in Köln weiter erhalten, da seit langem der Plan bestand, die „Hirnforschung" im Frankfurter Institut zu zentralisieren. Soziale Härten entstanden bei der Auflösung nicht, auch blieben mir im Institut als Emeritierungsplatz das Arbeitszimmer und zwei weitere Sekretariatsräume erhalten.

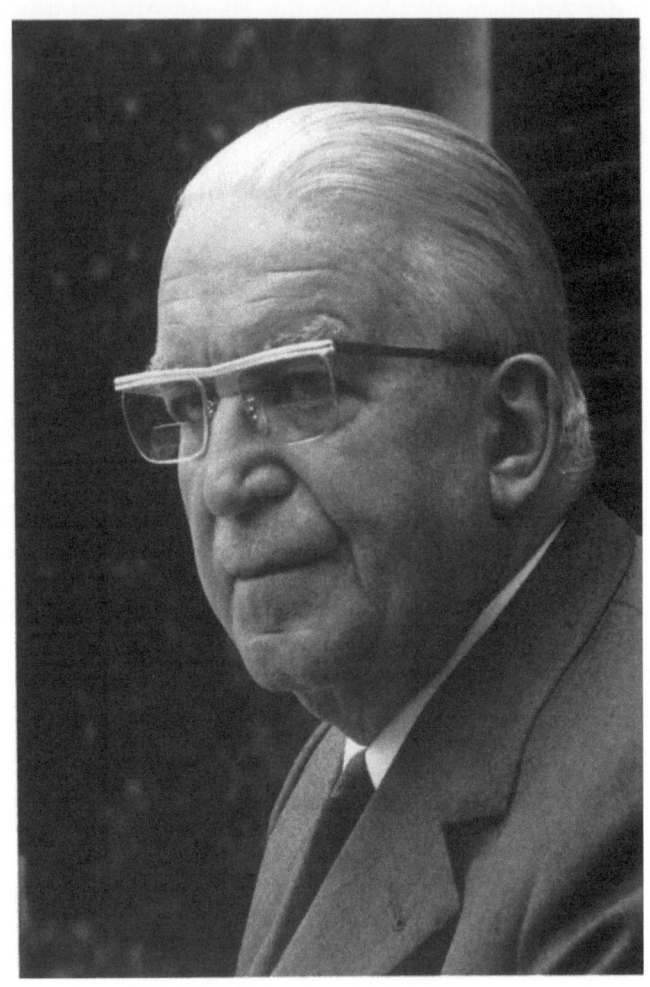

Wilhelm Tönnis ca. 1973

# XXII

## SCHLUSSWORT

Wenn man die heutige Situation der Neurochirurgie in Deutschland betrachtet, wie sie Pia 1969 und Zülch 1973[1] eingehend geschildert haben, so ist es erstaunlich, daß sich dieses Fachgebiet trotz aller Widerstände von seiten der Chirurgen, aber mehr vielleicht noch von Neurologen in so verhältnismäßig kurzer Zeit hat entwickeln können. An dieser Entwicklung mitzuwirken, war für mich immer Beglückung und Lebensinhalt. Wenn ich heute auf diese Jahre zurückblicke, so erinnere ich mich mit besonderer Freude und Dankbarkeit an die schöne Zusammenarbeit, die ich immer mit meinen Mitarbeitern erfahren habe, mit Ärzten, Schwestern, Sekretärinnen und medizinisch-technischen Assistentinnen, nicht nur in den ersten Jahren, sondern vor allem auch im zweiten Weltkrieg sowie in der schweren Aufbauphase nach dem Kriege und in den letzten Jahren in Köln. Ich weiß, daß viele Ziele nur durch diese Unterstützung aller erreicht werden konnten. Deshalb soll am Schluß dieser Zeilen ein Dankeswort an sie alle stehen.

---

[1] Pia H W (1969), als Privatdruck veröffentlicht
Zülch K J (1973): Seara Medica Neuroc (Sao Paulo) 1, 501-514

## XXII

## SCHLUSSWORT

# EHRUNGEN

Mitglied und Senator der Deutschen Akademie der Naturforscher „Leopoldina", Halle
Otfrid-Foerster-Medaille der Deutschen Gesellschaft für Neurochirurgie
Erb-Medaille der Deutschen Gesellschaft für Neurologie
Paracelsus-Medaille der Deutschen Ärzteschaft
Poppelreuther-Medaille des Bundes Hirnverletzter
Großes Bundesverdienstkreuz mit Stern
Ehrendoktor der Medizinischen Fakultät der Universität Lima/Peru
Ehrendoktor der Medizinischen Fakultät der Universität Göttingen
Ehrendoktor der Medizinischen Fakultät der FU Berlin
Ehrendoktor der Medizinischen Fakultät der Universität zu Köln
Ehrenmitglied in 19 in- und ausländischen Gesellschaften

# WICHTIGSTE VERÖFFENTLICHUNGEN

## Monographien

Gefäßmißbildungen und Gefäßgeschwülste des Gehirns mit Olivecrona und Bergstrand. Thieme, Leipzig 1936
Kopfverletzungen. Lehmann, München Berlin 1943
Die Chirurgie des Gehirns und seiner Häute. In: Kirschner-Nordmann (Hrsg) Die Chirurgie, 2. Aufl, Bd III. Urban & Schwarzenberg, Wien 1948
Die Operation am Schädelteil des Kopfes und am Gehirn. In: Bier-Braun-Kümmel (Hrsg) Chirurgische Operationslehre, 7. Aufl, Bd II, Kap II. Barth, Leipzig 1954
Zirkulationsstörungen im Serienangiogramm, mit Schiefer. Springer, Berlin Göttingen Heidelberg 1959
Das Röntgenbild des Schädels bei intracranieller Drucksteigerung im Wachstumsalter, mit Friedmann. Springer, Berlin Göttingen Heidelberg 1964
Erfahrungen in der Versorgung und Nachbehandlung von Schädel-Hirn-Verletzungen des zweiten Weltkrieges, mit J Seiler. In: Arbeit und Gesundheit, Heft 4. Thieme, Stuttgart New York 1980 (Forschungsauftrag Bundesarbeits-Ministerium Bonn)

## Weitere Veröffentlichungen

Tönnis W (1924) Ein Beitrag zur Klassifikation und Gruppierung der Vitamine (Dissertation). Z Phys Chem 136
Tönnis W (1929) Experimentelle Untersuchungen zur Entstehung der postoperativen Blutveränderungen. Habilitationsschrift
Tönnis W (1933) Gehirnchirurgie in Schweden. Dtsch Z. Nervenheilkd 131, 205
Tönnis W (1934) Die Erkennung und Behandlung der intrakraniellen Gefäßgeschwülste und Gefäßmißbildungen. Arch klin Chir 180, 424

Tönnis W (1935) Die Behandlung der Meningeome des Tentoriums. Arch klin Chir 183, 48

Tönnis W (1935) Die operative Behandlung der Geschwülste im hinteren Bereich der dritten Hirnkammer. Arch klin Chir 183, 426

Tönnis W (1937) Hirngeschwülste im Kindesalter. Kinderärztl Praxis 8, 97

Findeisen L, Tönnis W (1937) Über intrakranielle Epidermoide. Zbl Neurochir 2, 301

Tönnis W, Zülch KJ (1937) Das Ependymom der Großhirnhemisphären im Jugendalter. Zbl Neurochir 2, 141

Tönnis W (1938) Über Hirngeschwülste. Z ges Neurol 161, 114

Tönnis W (1939) Die operative Behandlung der Siebbeinmeningeome. Chirurg 11, 818

Tönnis W (1939) Frische Hirnverletzungen und ihre Behandlung. Bruns Beitrag 170, Heft 4, Dtsch Militärarzt, Heft 10

Tönnis W, Zülch KJ (1939) Intrakranielle Ganglienzellgeschwülste. Zbl Neurochir 4, 273

Tönnis W (1940) Kreislaufstörungen bei Hirnoperationen. Arch klin Chir 200, 179

Tönnis W (1940) Die Behandlung der Hirnverletzten auf Grund der Erfahrungen des Feldzuges in Polen. Dtsch med Wschr I, 57

Tönnis W (1940) Der Lufttransport von Verwundeten und Kranken als ärztliches Problem. Dtsch Militärarzt, Heft 5

Tönnis W (1941) Schußverletzungen des Gehirns. Zbl Neuruchir 6, 113

Tönnis W (1942) Veränderungen an den Hirnkammern nach Verletzungen des Gehirns. Nervenarzt 15, 361

Tönnis W (1943) Über die Behandlung der fronto-basalen Schädelverletzungen. Chirurg 15, 217

Tönnis W (1947) Zur Unterbindung der A. carotis interna und zur Verhütung bzw. Behandlung cerebraler Ausfallserscheinungen. Zbl Chir 72, 1

Tönnis W (1948) Sollen die Verletzungen der vorderen Schädelbasis primär operativ versorgt werden? Chirurg 19, 13

Tönnis W (1950/51) Die operative Behandlung der das Foramen opticum überschreitenden Geschwülste des N. opticus. Acta Neurochir I, 52

Tönnis W (1951) Klinik der offenen und gedeckten Hirnschädigungen. Chirurg 22, 197

Tönnis W, Kreissel H (1951) Die Bedeutung einer sorgfältigen Differentialdiagnose für die chirurgische Behandlung der Trigeminusneuralgie. Dtsch med Wschr 76, 1202

Tönnis W, Oberdisse K, Weber E (1952) Bericht über 264 operierte Hypophysenadenome. Acta Neurochir 3, 8

Tönnis W, Pia H-W (1952) Die Geschwülste der mittleren Schädelgrube im Arteriogramm. Zbl Neurochir 12, 145

Tönnis W, Steinmann H-W (1952) Das EEG in der Frühdiagnostik intrakranieller Prozesse. Zbl Neurochir 12, 193

Tönnis W, Frowein RA (1952) Liquorfisteln und Pneumocelen nach Verletzungen der vorderen Schädelgrube. Zbl Neurochir 12, 323

Tönnis W (1953) Wie läßt sich die Frühdiagnose der Hirntumoren verbessern? Wien med Wschr 103, 835

Tönnis W, Borck WF (1953) Großhirntumoren des Kindesalters. Zbl Neurochir 13, 72

Pia HW, Tönnis W (1953) Die wachsende Schädelfraktur des Kindesalters. Zbl Neurochir 13, 1

Tönnis W, Schiefer W (1953) Klinik der raumbeengenden Prozesse des Occipitallappens. Dtsch Z Nervenheilkd 170, 402

Tönnis W, Loew F (1953) Einteilung der gedeckten Hirnschädigungen. Ärztl Praxis 5, 36

Tönnis W, Schiefer W, Rausch F (1954) Sellaveränderungen bei gesteigertem Schädelinnendruck. Dtsch Z Nervenheilkd 171, 351

Loew F, Tönnis W (1954) Klinik und Behandlung der Neurinome des N.trigeminus. Zbl Neurochir 14, 32

Schiefer W, Tönnis W (1953) Serienangiographische Untersuchungen als Ergänzung zur Hirndurchblutungsmessung nach Kety. Zbl Neurochir 13, 129

Tönnis W (1954) Einseitige Großhirnentfernung in der Behandlung der Epilepsie. Langenbecks Arch u Dtsch Z Chir 279, 411

Tönnis W, Nittner K (1954) Die Sanduhrgeschwülste des Wirbelkanals. Zbl. Neurochir 14, 238

Tönnis W, Schiefer W (1954) Die Bedeutung der Serienangiographie für die Artdiagnose. Fortschr Röntgenstr 81, 616

Schiefer W, Tönnis W, Udvarhelyi G (1954) Das Glioblastoma multiforme im Serienangiogramm. Acta Neurochir 4, 76

Schiefer W, Tönnis W, Udvarhelyi G (1955) Die Artdiagnose des Meningeoms im Gefäßbild. Dtsch Z Nervenheilkd 172, 436

Tönnis W, Schiefer W (1955) Zur Frage des Wachstums arteriovenöser Angiome. Zbl Neurochir 15, 145

Schiefer W, Tönnis W, Udvarhelyi G (1955) Die benignen Gliome im Serienbild. Zbl Neurochir 15, 265

Gänshirt H, Tönnis W (1956) Durchblutung und Sauerstoffverbrauch des Hirns bei intrakraniellen Tumoren. Dtsch Z Nervenheilkd 174, 305

Tönnis W (1956) Behandlungsergebnisse bei Geschwülsten des Seitenventrikels. Langenbecks Arch u Dtsch Z Chir 284, 446

Tönnis W (1956) Anzeigestellung und Technik der Hemisphärektomien. Zbl Chir 81, 1483

Tönnis W, Frowein RA (1956) Die Versorgung frischer Kopfverletzungen. Wien med Wschr 106, 933

Tönnis W, Friedmann G, Albrecht H (1957) Veränderungen der Sella turcica bei sellanahen Tumoren und Tumoren der Schädelbasis. Fortschr Röntgenstr 87, 686

Tönnis W, Krenkel W (1957) Großhirngeschwülste ohne Stauungspapille. Acta Neurochir 5, 458

Tönnis W, Schiefer W, Walter W (1957) Zur Differentialdiagnose intrakranieller Blutungen. Dtsch Z Nervenheilkd 176, 665

Tönnis W, Schiefer W (1958) Die Komplikationen bei Angiographie der Hirngefäße. Fortschr Neurol Psychiatr 26, 265

Tönnis W, Schiefer W, Walter W (1958) Signs and symptoms of supratentorial arterio-venous aneurysms. J Neurosurg 15, 471

Tönnis W, Walter W (1959) Das Glioblastoma multiforme. Acta Neurochir, Suppl VI 40

Tönnis W, Walter W, Friedmann G (1960) Störungen der Hirndurchblutung bei arteriovenösen Angiomen des Gehirns. Arch Kreislaufforsch 31, 135
Tönnis W, Marguth F (1961) Früherkennung und Behandlung der Zwischenhirntumoren. Dtsch med Wschr 86, 61
Tönnis W (1961) Die Differentialdiagnose zwischen Gefäßerkrankungen und Geschwülsten des Gehirns. Acta Neurochir 9, 667
Tönnis W (1962) Diagnostik der raumbeengenden intrakraniellen Prozesse. In: Handbuch der Neurochirurgie, Bd IV/Teil 3. Springer, Berlin Göttingen Heidelberg
Tönnis W, Frowein RA (1963) Wie lange ist Wiederbelebung bei schweren Hirnverletzungen möglich? Mschr Unfallheilkd 66, 169
Tönnis W, Walter W (1964) Die Indikation zur Totalexstirpation der intrakraniellen arteriovenösen Angiome. Dtsch Z Nervenheilkd 186, 279
Tönnis W, Frowein RA (1966) Probleme der neuzeitlichen Behandlung schwerer Schädel-Hirnverletzungen. Langenbecks Ach. klin Chir 316, 323

# NACHTRAG

Z.: Nach dem Kriege hat man gelegentlich bis in unsere Zeit hinein, besonders im Englisch sprechenden Ausland die Meinung hören können, Tönnis sei ein „Nazi" gewesen. Auch ich selbst bin als ehemaliger enger Mitarbeiter noch kürzlich danach gefragt worden. War Tönnis ein Nazi? Ich habe seit 1936 in seiner nächsten Nähe gelebt und sollte die Frage beantworten können.
1. Feststellung: Wilhelm Tönnis war kein Parteimitglied.
2. Feststellung: Tönnis hat bis in den Krieg hinein jüdische Patienten untersucht und operiert (ich habe die Tumoren selbst neuropathologisch untersucht).

Eine Frage: War Wilhelm Tönnis ein Freund von Göring?

Gewiß kannte Wilhelm Tönnis Göring, der ja der Oberbefehlshaber der Waffengattung Luftwaffe war, der er angehört hat. Er hat ihn kennengelernt bei der Behandlung der Hirnwunden der Fallschirmjäger, die Anfang des Westfeldzuges – u. a. auch General Student – in der Hansa-Klinik gelegen hatten.Göring hat bei einem Besuch bei den Verwundeten Tönnis für die gute Behandlung gedankt und ihm eine Verbesserung der noch immer spärlichen Lazarett-Bedingungen zugesagt (u. a. Lieferung von Obst und Gemüse, Verbesserung der technischen Geräte und Instrumente etc.). Tönnis hat das Angebot angenommen und auch später ausgenutzt, ohne daß es zu weiteren persönlichen Kontakten gekommen wäre. Wohl aber hat er später höchste Generale der Luftwaffe als Patienten neurochirurgisch behandelt.

Woher stammt nun aber die Mär, er sei ein Nazi gewesen?

Der folgende Vorgang hat mit hoher Wahrscheinlichkeit zu dieser Fehlinformation geführt:

In der zweiten Hälfte des Krieges hatten bewährte Ärzte für ihre Dienste im Inneren des Reiches eine Ordensauszeichnung bekommen, ihnen war das Ritterkreuz des Verdienstkreuzes für die Organisation auf dem ärztlichen Sektor verliehen worden. Der erste dieser Ärzte war Ferdinand Sauerbruch gewesen.

Im folgenden Jahr (wahrscheinlich 1944) erhielt dann je ein Vertreter der 4 Wehrmachtsteile die gleiche Auszeichnung, und zwar für das Heer: Prof. Gutzeit, für die Marine: Prof. Bacmeister, für die Luftwaffe: Prof. Tönnis, und schließlich für die Waffen-SS: Prof. Gebhardt.

Ort und Zeitpunkt der Verleihung war immer die jährliche wissenschaftliche Kriegstagung der Ärzte der deutschen Wehrmacht. Diese Tagung fand rotierend bei einem der 4 Wehrmachtsteile statt, im Jahre 1944 bei der Waffen-SS. Ort der Tagung war also damals das SS-Lazarett Hohenlychen, das Prof. Gebhardt unterstand.

Die neu ausgezeichneten Ordensträger wurden bei dieser Gelegenheit fotografiert, das Lichtbild stellte die 4 Ordensträger im Eingang des Lazaretts dar. Über diesem Eingang hing ein großes Schild mit der Aufschrift „SS-Lazarett Hohenlychen".

Bei der Verleihung in einem anderen Jahr hätte ebenso gut „Luftwaffen-Lazarett Berlin-Tegel" oder „Marine-Lazarett Eckernförde" darüber stehen können, je nachdem, welcher Wehrmachtsteil gerade die Tagung auszurichten hatte.

Es wurde damals in Deutschland kolportiert, daß die „Alliierten" in den Besitz dieser Fotografie gekommen seien und daraus einen Hinweis auf die engen Nazi-Bindungen von Wilhelm Tönnis entnommen hätten. Das ist natürlich, wie oben dargestellt, ein grober Fehlschluß, die Beziehung zur „SS" war also nur durch einen belanglosen Zufall entstanden.

Wie schon an anderer Stelle betont, hat Tönnis immer eine sehr vorsichtige zurückhaltende Stellung eingenommen, wenn die herrschenden politischen Organisationen mit ihm in irgendeine sachliche Beziehung treten wollten, ich erwähnte das Angebot des Gauleiters in Würzburg, ihm für zwei Millionen Mark eine neue Klinik zu bauen, falls er das Angebot, nach Berlin zu gehen, ausschlagen würde. Ich muß hier darauf hinweisen, daß ihm auch einmal von der SS angeboten worden war, ihm den Titel eines SS-Oberführers (Generalmajors) zu verleihen. Das hätte ihm eine Stellung verschafft, die seinen Wünschen in vielen organisatorischen Dingen einen wesentlichen Nachdruck verliehen hätte. Tönnis hat alle diese Versuche, ihm auf nicht-offiziellem Wege Vorteile zu verschaffen, immer abgelehnt.

MIX
Papier aus verantwortungsvollen Quellen
Paper from responsible sources
FSC® C105338

If you have any concerns about our products,
you can contact us on
**ProductSafety@springernature.com**

In case Publisher is established outside the EU,
the EU authorized representative is:
**Springer Nature Customer Service Center GmbH
Europaplatz 3, 69115 Heidelberg, Germany**

Printed by Libri Plureos GmbH
in Hamburg, Germany